Hans Wagner

SCHÜSSLER-SALZE

Die Selbstheilungskräfte aktivieren

Inhalt

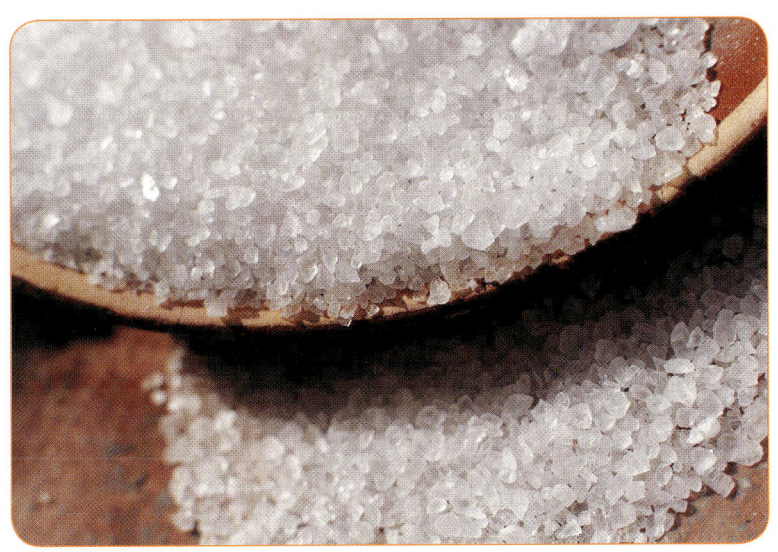

Der Arzt Wilhelm Heinrich Schüßler entdeckte die 12 Mineralien, die für die menschliche Gesundheit essenziell, d.h. unersetzlich sind.

Basiswissen: Was sind Schüßler-Salze? ✓

Die Behauptung, Salz sei gut für die Gesundheit, mag verblüffen. Man hört doch immer, Salz sei schädlich. In Wahrheit ist es so, dass ohne Salz kein Leben möglich wäre. Bei der therapeutischen Anwendung kommt es auf die Dosis und auf das richtige Salz an. Der scheinbare Widerspruch löst sich auf, wenn wir von Mineralsalzen oder -stoffen reden anstatt nur von Salzen. Wie wichtig diese für die Gesundheit sind, wurde Ende des 19. Jahrhunderts vom niederländischen Forscher Jacob Moleschott entdeckt.

Entdeckung als Heilmittel

Moleschott hatte erkannt, dass der Mensch nur gesund bleibt, wenn er die für das Leben seiner Zellen erforderlichen Mineralstoffe stets in richtiger Menge und richtigem Verhältnis aufnimmt. Der Arzt Dr. Wilhelm Heinrich Schüßler entwickelte, aufbauend auf dieser Erkenntnis, eine sensationelle Therapie.

Welche Salze müssen es sein?

Schüßler wertete jahrelang in umfangreichen Studien Blutuntersuchungen aus. Schließlich untersuchte er sogar die Asche von Leichen, die im Krematorium verbrannt worden waren. So kam er darauf, dass der Lebenssaft des Menschen und seine verschiedenen Gewebe, Knochen und Organe jeweils unterschiedliche Anteile an den einzelnen Mineralsalzen aufwiesen. In einem Punkt blieben die Ergebnisse immer gleich: Es kamen stets zwölf bestimmte mineralische Verbindungen vor, egal, wessen Blut oder Asche untersucht wurde. Daraus schloss er, dass diese zwölf Mineralverbindungen für den menschlichen Organismus lebensnotwendig (essenziell) seien, dass ihr Mangel Krankheiten verursachen, ihre Zuführung diese Krankheiten aber auch heilen könne. Damit war das Therapiekonzept geboren.

Schüßler – ein echter Alternativer

Wilhelm Heinrich Schüßler wurde 1821 in Bad Zwischenahn bei Oldenburg geboren. Anfänglich war er als Sprachlehrer tätig. Mit 32 Jahren schrieb er sich in Paris für das Medizinstudium ein. Nach einigen Semestern wechselte er an die Universität in Berlin. Seine Promotion erwarb er schließlich in Gießen. Danach ließ er sich in seiner Heimat Oldenburg nieder und eröffnete eine Praxis als Allgemeinarzt, Wundarzt und Geburtshelfer.

Die Homöopathie faszinierte ihn

Großen Eindruck hatte auf Schüßler schon immer die Therapie des Arztes Christian Friedrich Samuel Hahnemann gemacht, der zwei Jahrzehnte vor ihm nach Paris gegangen war und dort eine große Praxis betrieben hatte. Die Methode Hahnemanns bezeichnete man seit 1807 als Homöopathie. Ihre Grundlage war und ist die sogenannte Ähnlichkeitsregel. Sie lautet: »Ähnliches wird durch Ähnliches geheilt.« Demnach kann man eine Substanz, die eine Krankheit auslöst, erfolgreich zur Heilung einer ähnlichen Krankheit einsetzen, wenn man diese Substanz in möglichst kleinen Dosierungen verabreicht. Dazu wird sie stark verdünnt oder – in der Sprache der Homöopathen ausgedrückt – »potenziert«. Zur Verdünnung werden nach Hahnemann Wasser, Alkohol und Milchzucker verwendet. Die Verdünnungsstufen reichen von 1:10 bis zu der fast unvorstellbaren Stufe von 1:1 000 000 000 000. Für seine Mineralsalztherapie hat Schüßler diese Potenzierungen übernommen. Aber er hat aufgeräumt mit den unüberschaubar vielen Mitteln, die in der Homöopathie gebräuchlich sind.

Nur zwölf Salze

Schüßler arbeitete ausschließlich mit den von ihm entdeckten zwölf Hauptsalzen. Sie waren in eine Form zu bringen, in der sie die erkrankten Körperzellen auch erreichten. Kalium- und Magnesiumphosphat waren beispielsweise wichtig für die Muskelzellen, Eisen musste in Blut- und Hautzellen transportiert werden, Natrium hatte sich als bedeutsam für Gehirn, Geschlechtsorgane, Herz und Leber erwiesen.

Die Durchdringung der Zellmembran

Da die Zellen im Körper jedoch von einer Schutzhaut, der Membran, umgeben sind, können Mineralsalze, die man zu sich nimmt, in dieser Form nicht ins Zellinnere gelangen, wo sie gebraucht werden. Durch die in der Homöopathie angewendeten Verdünnungen werden die Mineralstoffe jedoch so fein verteilt, dass sie die Schutzhülle zu durchdringen vermögen. Schüßler stellte deshalb aus seinen zwölf Mineralsalzen homöopathische Potenzen her, getreu seiner Erkenntnis: »Jedes Salz muss so verdünnt werden, dass es die Funktion gesunder Zellen nicht stört,

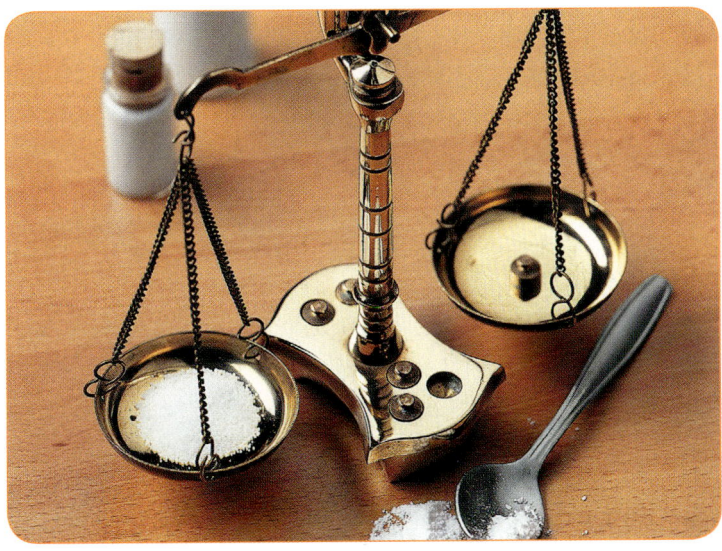

Bei der therapeutischen Anwendung der Schüßler-Salze kommt es auf die Dosis und auf das richtige Salz an.

aufgetretene Funktionsstörungen aber ausgleichen kann.«
So gingen Mineraltherapie und Homöopathie eine Verbindung ein, und die Schüßler-Salze, so wie sie bis heute im Gebrauch sind, waren erfunden.

Schüßler-Salze gelangen kaum in den Magen

Durch die homöopathische Aufbereitung der Schüßler-Salze kann ihre Wirkung beim ersten Kontakt mit dem Verdauungstrakt, also im Mund, einsetzen. Die Schleimhäute nehmen die verdünnten Heilsalze bereits hier auf. Sie gelangen zum größten Teil gar nicht in Magen und Darm, wo sie durch Magensäure und andere Verdauungssäfte verändert werden könnten.

In seiner Praxis begann Schüßler nun, nachdem er von der Wirkung seiner homöopathischen Salze überzeugt war, mit therapeutischen Anwendungen. Bei einer Diphtherieepidemie in Oldenburg behandelte er über 1000 Kinder mit der mineralischen Verbindung Kalium chloratum und erzielte damit sensationelle Heilerfolge.

Auch auf weniger spektakulären Gebieten war Schüßler erfolgreich. So verabreichte er gegen Muskelkrämpfe das Salz Magnesium phosphoricum, das schon nach wenigen Augenblicken die Schmerzen abklingen ließ.

Eine neue Volksmedizin

Die Erfolge Schüßlers sprachen sich rasch herum, und die Nachfrage nach seinen therapeutischen Salzen stieg stetig an. Seine neue Heilmethode fand bald Eingang in die sogenannte Volksmedizin.

Heute sind die Schüßler-Salze fester Bestandteil vieler Therapiekonzepte. Wer sie anwendet, fühlt sich rundum gesund, denn die Salze aktivieren die Selbstheilungskräfte des Körpers und machen damit auf optimale Weise stark und widerstandsfähig.

Schüßler-Salze werden immer wichtiger

Durch Stress, ungesunde Ernährungsweise, Genussgifte wie Nikotin, Koffein und Alkohol, aber auch infolge von zu viel Fleisch und Süßigkeiten entstehen große Mengen an Säuren in unserem Organismus. Der Körper wird regelrecht übersäuert. Wenn wir uns dazu noch wenig bewegen und selten ins Schwitzen kommen, werden diese Säuren nur mangelhaft abgebaut und ausgeschieden. Viele der verbreiteten Zivilisationskrankheiten haben hier ihre Ursachen.

Durch die Aktivierung der zellulären Energie des Körpers kann man ihnen jedoch entgegensteuern. Mit der biochemischen Therapie von Wilhelm Heinrich Schüßler haben wir eine ausgezeichnete Möglichkeit, diese Aktivierung zu erreichen. Sie verbessert den Stoffumsatz, regt die körpereigenen Abwehrkräfte an und verbessert die Schadstoffausscheidung. Deshalb nimmt die Bedeutung der Therapie in den letzten Jahren deutlich zu.

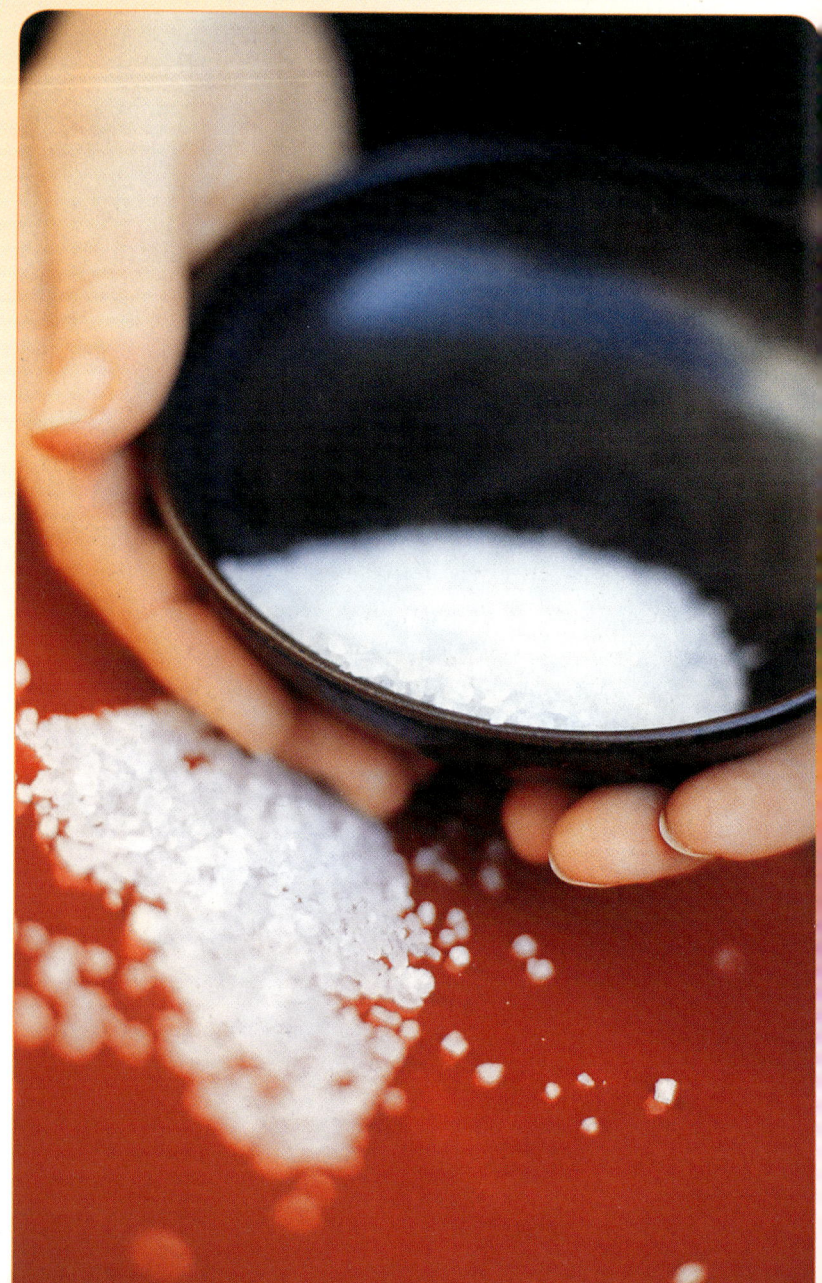

Das biochemische **Heilsystem**

Der Begriff »Biochemie« geht zurück auf Dr. Wilhelm Heinrich Schüßler. Er hat sein System, in welchem chemische und biologische Prozesse ineinander greifen, selbst so genannt. Die moderne Chemie hat diese Bezeichnung von ihm übernommen. Die von Schüßler eingesetzten chemischen Mineralverbindungen haben in der Sprache der Chemie lediglich etwas andere Namen. Schüßlers Kalium chloratum, um ein Beispiel zu nennen, wird in der Chemie Kaliumchlorid genannt.

Da solche chemischen Verbindungen großen Einfluss auf die biologischen Abläufe in den Zellen ausüben, wie Schüßler herausgefunden hat, ist die Bezeichnung »Biochemie« sehr treffend.

Die Wirkung der Salze im Körper

Mit der biochemischen Therapie erhalten die Zellen im Bedarfsfall, z.B. bei einer Erkrankung, wertvolle Hilfe. Durch ihre hohe Verdünnung gelangen die Mineralstoffpotenzen (siehe Seite 6) genau dorthin, wo der Körper sie nun dringend braucht. Mit Schüßler-Salzen wird also nicht die Grundversorgung des Organismus mit Mineralsalzen bewirkt. Diese gelangen über die Nahrung in den Körper. Aber manchmal fehlt es eben an der Feinversorgung. Dr. Wilhelm Schüßler sprach von einer Molekülverteilungsstörung: Der richtige Stoff ist nicht zur richtigen Zeit am richtigen Ort. Das können z. B. Magnesiumionen sein, die dem Muskel nicht zur Verfügung stehen, obwohl die Ernährung genügend Magnesium zuführt. Wenn dies der Fall ist, kann es zu Schmerzen – bis hin zu Krämpfen – in der Muskulatur kommen. Mit dem in der Potenz D6 ungeheuer fein verteilten Magnesium phosphoricum (siehe Seite 30) lässt sich dieser Mangel vor Ort beheben. Die Magnesiumteilchen finden den Weg in die Muskelzellen, wo sie dringend gebraucht werden, und die Schmerzen verschwinden.

Schüßler-Salze, die sanfte Therapie

Mineralstoffe sind lebensnotwendige natürliche Substanzen ohne Nebenwirkungen. Bei ihnen handelt es sich nicht um Medikamente oder gar Drogen. Die Schüßler-Salze sorgen durch ihre schnelle Aufnahme (Absorption) in der Zelle für die Wiederherstellung eines gestörten Mineralhaushalts. Die Störung wird beseitigt, die Selbstheilungskräfte des Organismus können wieder aktiv werden.

Die von Schüßler entwickelten Heilmittel werden meist in Tablettenform verabreicht. Es gibt sie auch als Kügelchen oder in flüssiger Form; diese sind aber wenig gebräuchlich. Die in Milchzucker verrührten Mineralsalze bestehen mit Ausnahme von Silicea jeweils aus einem sauren und einem basischen Element. In den Bezeichnungen gibt der erste Begriff das basische Element an, der zweite das saure. Beispiel: Magnesium (basisch) phosphoricum (sauer). Die Verträglichkeit und die hohe Wirksamkeit der Schüßler-Salze beruhen auf dieser Ausgewogenheit. Würde man dem Körper hingegen in größeren Dosen reine Mineralsalze in unverdünnter Form zuführen, müsste man auf Dauer mit schädlichen, krank machenden Ablagerungen rechnen. Die verdünnten Mineralkombinationen Schüßlers hingegen sind risikolos einzunehmen.

Der Unterschied zur Homöopathie

Wilhelm Heinrich Schüßler hat die zwölf Mineralsalze seines therapeutischen Konzepts zwar, wie in der Homöopathie üblich, stark verdünnt (potenziert), damit die Salze die Zellmembran durchdringen konnten, dennoch unterscheiden sich die Schüßler-Salze von klassischen homöopathischen Mitteln.

In der Homöopathie wird ohne Zugabe einer stofflichen Substanz nur ein Reiz gesetzt, um die Selbstheilungskräfte des Organismus anzuregen. Schüßlers Mineralsalze hingegen wirken direkt, indem sie fehlende Stoffe ersetzen, wenn auch in verdünnter Form. Die eingenommenen Mittel sind dabei diejenigen, die dem Körper tatsächlich fehlen. In der Homöopathie werden winzige Dosen eines potenzierten Gifts in großen Abständen gegeben. Die Schüßler-Salze muss man in großen Dosen und kleinen Abständen einnehmen, damit möglichst viel von dem jeweils fehlenden Stoff an den Ort gelangt, an dem dieser Stoff gebraucht wird.

Neue Erkenntnisse

Es gibt in der biochemischen Bewegung auch neuere Forschungen und Erfahrungen, die zusätzlich zum Ersatz fehlender Mineralstoffe im Organismus durch die Schüßler-Salze auch noch von der typischen homöopathischen Wirkung sprechen. Die potenzierten Salze lösen demnach auch Reize oder Impulse aus, die elektrochemische Veränderungen bewirken. Solche Prozesse versetzen den Organismus selbst wieder in die Lage, sich die fehlenden Mineralsalze aus der Nahrung zu holen. Ohne diesen Reiz hingegen war er dazu nicht mehr fähig, schied die Salze ungenutzt aus, was letztlich zu seiner Erkrankung führte. Schüßler-Salze können noch mehr. Mit ihnen kann man auch typgerecht zur Wunschfigur gelangen. D.h., sie helfen beim Abnehmen. Wie Schüßler-Salze die Gewichtsreduzierung bewirken, erfahren Sie im neuen Buch des Autors: »Typgerecht abnehmen mit Schüßler-Salzen – einzigartig kombiniert mit der chinesischen Fünf-Elemente-Ernährung«, das im Südwest Verlag erschienen ist. Es enthält genaue Dosierungen der Schüßler-Salze für jeden einzelnen Typ und darauf abgestimmt viele Rezeptideen, die den Ernährungstypen aus der traditionellen chinesischen Medizin entsprechen.

Die D6-Potenz ist die gebräuchlichste

Die von Schüßler für seine Mineralsalze fast durchgehend verwendete Potenzierung D6 hat sich so bewährt, dass sie auch heute noch von Pharmazeuten, Ärzten und Heilpraktikern als die Regelpotenz anerkannt ist. Eine Ausnahme bilden lediglich die auch von Schüßler selbst bereits anders potenzierten Mittel Calcium fluoratum, Ferrum phosphoricum und Silicea. Sie werden als D12-Potenz eingesetzt.

Schüßlers Lehrsätze

Vor gut 120 Jahren veröffentlichte Wilhelm Heinrich Schüßler seine Erkenntnisse über die Biochemie und erregte damit beträchtliches Aufsehen. Er selbst ist 1898 gestorben. Auch in den über 100 Jahren, die seither wieder vergangen sind, hat sich seine Heilmethode behauptet. Die Lehrsätze, die er für sein biochemisches System hinterlassen hat, wurden inzwischen zeitgemäß und griffig weiterentwickelt. Sie lauten:

1 Alle Krankheiten entstehen durch einen Mangel an ganz bestimmten essenziellen (lebensnotwendigen) Mineralstoffen.

2 Durch die Zuführung der fehlenden Stoffe wird der Mangel im Mineralhaushalt der Zellen ausgeglichen, und dadurch tritt Heilung ein.

3 Die Zuführung der Mineralstoffe darf nur in geringen Dosen erfolgen.

4 Die Mittel müssen so weit verdünnt werden, dass der Übertritt der Mineralstoffe durch die Schleimhäute der Mundhöhle, des Schlunds und der Speiseröhre direkt ins Blut erfolgen kann und die Mittel nicht in Magen und Darm gelangen.

Die Kraft der Mineralsalze

Es gibt keine krankhafte physiologische Veränderung im menschlichen Organismus, die nicht mit einer Verschiebung der Mineralstoffe zusammenhängt. Der Mineralstoffhaushalt der Zellen ist im Krankheitsfall immer betroffen. Das hatte Dr. Schüßler sowohl in seinen wissenschaftlichen Untersuchungen herausgefunden als auch in seiner Praxis immer wieder überprüft. Dabei war ihm durchaus bekannt, dass seine biochemische Therapie äußerst geringe, aber eben außerordentlich wichtige Substanzmengen im menschlichen Körper betrifft. Bei den lebensnotwendigen Mineralsalzen im menschlichen Blut und in den Zwischenzellflüssigkeiten handelt es sich ja auch um winzige Mengen. Z. B. sind in 1000 Gramm Blutzellen nur 0,132 Gramm schwefelsaures Kalium (Kalium sulfuricum), 0,094 Gramm phosphorsaurer Kalk (Calcium phosphoricum) oder 0,06 Gramm phosphorsaures Magnesium (Magnesium phosphoricum) enthalten. Diese winzigen Mengen sind lebenswichtig für den Zellstoffwechsel.

Der gesamte menschliche Körper enthält nur 3,0 Gramm Eisen. Aber Eisenmangel kann zu schwersten Störungen der menschlichen Gesundheit führen. Daraus kann man folgern, dass auch schon minimale Einbußen im Mineralstoffhaushalt Krankheiten auslösen können. Es wird aber auch deutlich, warum andererseits diese winzigen Mengen an Mineralsalzen, die durch die Tabletten des Wilhelm Heinrich Schüßler in den Körper gelangen, zur Gesundung führen können.

Warum die Wirkung schon im Mund beginnt

Wer schon einmal Hochprozentiges mit dem Strohhalm aufgesogen oder zum Spaß Sekt oder Wein aus einem Schälchen gelöffelt hat, der weiß um die unglaublich

Die verblüffend schnelle Wirkung der Salze

Es ist immer wieder verblüffend, wie rasch eine »Heiße Sieben« (zehn Tabletten mit dem Salz Nummer 7, Magnesium phosphoricum, in einem halben Glas Wasser gelöst und langsam geschlürft) bei diversen Beschwerden, vor allem bei Muskelschmerzen, hilft. Mit dem Salz Magnesium phosphoricum hatte schon Schüßler spektakuläre Erfolge erzielt und sein Publikum verblüfft, weil bereits nach wenigen Augenblicken schlimme Schmerzen wie weggeblasen waren.

rasche Alkoholwirkung, die dadurch eintritt. Das kommt daher, dass der Alkohol sich bei diesem Vorgehen sehr stark im Mund verteilt, dort von den Schleimhäuten aufgesogen wird und direkt ins Blut gelangt. Werden alkoholische Getränke dagegen auf übliche Weise konsumiert, gelangt ein großer Teil ziemlich rasch in den Magen, wird durch den Magensaft verdünnt und tritt viel langsamer in die Blutbahn über. Die Schüßler-Salze, die man langsam im Mund zergehen lässt oder als »Heiße Sieben« schlürft, wirken letztlich wie das Beispiel von löffelchenweise genossenem Alkohol, nämlich sehr rasch. Ihre Hauptwirkung entfalten sie bereits im Mund. Und genau diese Eigenschaft hat Wilhelm Heinrich Schüßler schon vor 120 Jahren beschrieben.

Wie eine Heilquelle

Die in hoher Verdünnung eingenommenen Schüßler-Salze haben verblüffende Ähnlichkeiten mit einem der ältesten Heilmittel der Menschheit: den mineralhaltigen Quellen. Im Wasser dieser natürlichen Heilquellen liegen die meisten der wirksamen Mineralien in Verdünnungsverhältnissen vor, die auch Schüßler in seinen Salzen vornimmt. 1:1 000 000 (D6) sind ganz normale Werte für den Anteil der Heilsalze, die in natürlichen Mineralwässern vorkommen. Aber nicht nur die Verdünnung in den Heilquellen stimmt mit den Schüßler-Salzen weitgehend überein, auch die Art der Mineralsalze ist dieselbe: Die von Wilhelm Heinrich Schüßler in vielen Experimenten als heilkräftig identifizierten Salze kommen in allen Heilquellen vor.

Reichen die Mineralstoffe im Essen nicht?

Schüßler konnte erklären, auf welche Weise die Mineralien in die Zellen gelangen. Es ist die hohe Verdünnung, durch die sie die Zellmembran durchdringen können. Somit wird auch klar, warum selbst eine ausgeglichene, mineralstoffreiche Ernährung die Krankheiten, die durch Mineralstoffmangel ausgelöst werden, oft nicht verhindern kann.

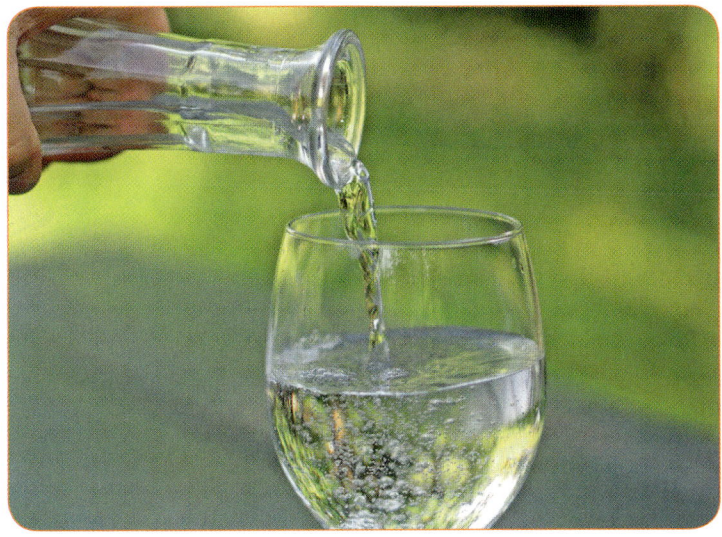

Nur in starker Verdünnung können die heilenden Mineralsalze die Zellmembran durchdringen.

Die Mineralsalze sind gebunden

Es ist zwar richtig, dass die biochemischen Salze auch in der Nahrung vorhanden sind, aber eben nicht in reiner und freier Form. Im Gegenteil: Sie sind in organischen Bindungen enthalten, im Fleisch, im Fisch, im Gemüse. Darin liegen sie fest und können nicht über die Mundschleimhäute in die Blutbahn gelangen. Sie werden erst durch die Verdauung herausgelöst und dadurch verändert. Auch Kochsalz, das dem Essen beigegeben wird und damit in freier Form in der Nahrung vorliegt, kann den Weg über die Schleimhäute nicht nehmen. Es ist viel zu konzentriert, um durch die Zellwände diffundieren zu können.

So entsteht der Mangel

Und so kommt es, dass auch eine mineralstoffreiche Ernährung in bestimmten Fällen den Mineralstoffmangel in einzelnen Organen nicht verhindern kann. Zudem liegen nicht selten Verwertungsstörungen im Organismus vor. Am Ende steht die Erkrankung. Nimmt man nun verdünnte und somit zellverfügbare Mineralstoffe zu sich, kann dieser Mangel behoben und die Krankheit geheilt werden.

Schüßler-Salze in die Hausapotheke!

Die Biochemie hilft also, Krankheiten zu verhindern, und sie hilft Patienten, ihre Gesundheit wiederzuerlangen. Schüßler-Salze sollten deshalb in keiner Hausapotheke fehlen. Sie helfen in eindrucksvoller Weise vor allem bei

Erkältungskrankheiten und Muskelschmerzen. Auch chronische und degenerative Leiden wie beispielsweise Arthrose, rheumatische Erkrankungen, Schlafstörungen, Warzen oder auch Haarausfall können damit erfolgreich therapiert werden. Sehr gut wirken sie außerdem bei Prellungen und Quetschungen, bei Verdauungsproblemen und nervösen Leiden.

Die wichtigsten Lebensdaten Schüßlers

1821 wird Wilhelm Heinrich Schüßler in Bad Zwischenahn, Großherzogtum Oldenburg, geboren. 1853 beginnt er – ohne Abitur – sein Medizinstudium in Paris. 1854 setzt er das Studium in Berlin fort. 1855 promoviert Schüßler an der Universität in Gießen zum Dr. med. 1856 setzt er seine medizinischen Studien an der Prager Universität fort. 1857 holt Schüßler am Alten Gymnasium zu Oldenburg sein Abitur nach und legt im gleichen Jahr sein medizinisches Staatsexamen ab. 1858 wird er als Arzt, Wundarzt und Geburtshelfer zugelassen und eröffnet seine erste Praxis in Oldenburg. 1872 beginnt er mit der Arbeit an seinem biochemischen System, das er »Eine abgekürzte homöopathische Therapie« nennt. 1873 veröffentlicht er einen ersten Artikel darüber in der »Homöopathischen Zeitung«. 1874 erscheint die erste Auflage der »abgekürzten Therapie«. 1885 hat sich die Biochemie nach Schüßler so weit durchgesetzt, dass der erste Biochemische Verein gegründet wird. Am 30. März 1898 stirbt Wilhelm Heinrich Schüßler im Alter von 77 Jahren in Oldenburg.

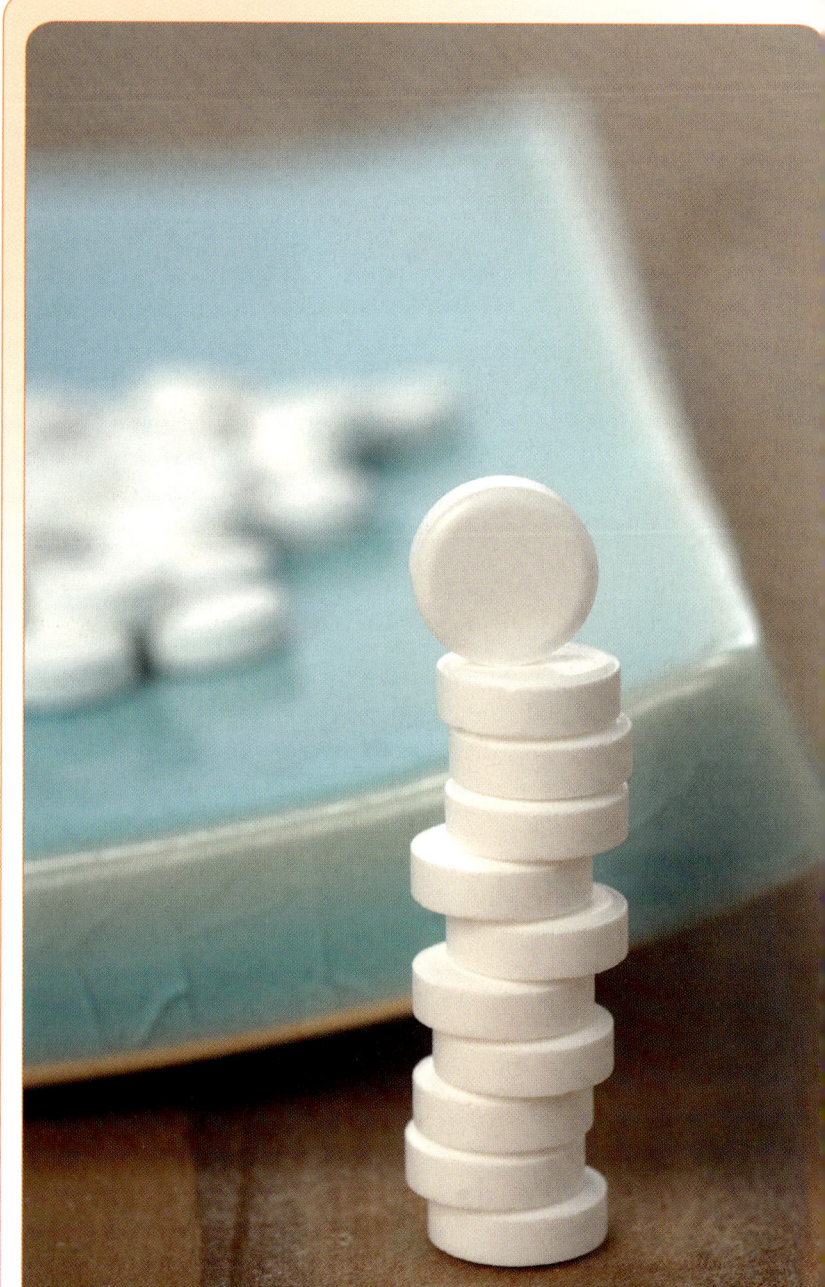

12 Mineralsalze zur Selbstheilung

Schüßler-Salze werden in verschiedenen Packungsgrößen angeboten. Man erhält sie in Apotheken oder bei einem der biochemischen Vereine, die es in fast jeder größeren Stadt in Deutschland gibt. Die Tabletten sind abgepackt zu 80, 150 und 1000 Stück. Im Folgenden werden die Hauptwirkungsweisen der zwölf Salze dargestellt. Dabei erfahren Sie, wo diese im menschlichen Organismus hauptsächlich vorkommen und welches ihre wichtigsten Wirkungen sind.

Salz Nr. 1 – Calcium fluoratum D12

Das Mineral kommt in der Natur als Flussspat (Fluorit) vor und ist der wichtigste Rohstoff für Fluor und Fluorverbindungen. Der menschliche Körper braucht es für den Aufbau von Nägeln, Zähnen, Knochen, Sehnen und Bändern. Dieses Salz glättet aber auch Hautfalten und Narben. Es ist sowohl ein Hart- als auch ein Weichmacher, denn es kann erschlafftes Gewebe festigen, z. B. Krampfadern. Ganz besonders wichtig ist es als Aufbaumittel von Knochen und Zähnen bei Kindern.

Wenn Mangel herrscht

Ein Mangel an Calcium fluoratum fördert die Zahnkrankheit Karies. Er lässt Fasern und Bindegewebe erschlaffen und führt zu Gefäßerweiterungen. Davon können alle Organe betroffen sein. Calcium fluoratum wirkt langsam und muss daher über längere Zeit eingenommen werden.

Salz Nr. 2 – Calcium phosphoricum D6

Dieses auch als Kalziumphosphat bezeichnete Mineral ist in allen Zellen des menschlichen Körpers enthalten. Es ist erforderlich für den Knochenaufbau während des Wachstums und hilft nach Brüchen den Knochenteilen, rasch wieder zusammenzuwachsen. Calcium phosphoricum ist wichtig für den Aufbau der Zähne. Es sorgt dafür, dass die Außenhaut (Membran) der Zellen durchlässig bleibt und so den Stoffwechsel ermöglicht. Weitere wichtige Funktionen des Minerals sind: Förderung der Blutgerinnung, Optimierung der Muskelbewegungen, Neubildung von Zellen (auch der roten Blutkörperchen), Kräftigung des gesamten Organismus und der Nerven. Es spielt außerdem eine wichtige Rolle bei der Umwandlung von Eiweiß, das wir mit pflanzlicher oder tierischer Nahrung zu uns nehmen, in Körpereiweiß.

Wenn Mangel herrscht

Zu wenig Calcium phosphoricum kann zu häufigem Nasenbluten führen, zu Hautjucken, zu Taubheitsgefühlen oder Kribbeln (Ameisenlaufen) in Armen und Beinen, zu Muskelschmerzen und zu Nervosität. Weitere Folgen einer zu geringen Versorgung mit dem Mineral können sein: Wachstumsstörungen bei Kindern (Rachitis), krankhafte Zellbildungen bis hin zu Wucherungen (Polypen) und zu Krebs. Eine wächserne Gesichtsfarbe (Bleichsucht), eine oft pelzige Zunge mit dickem, weißem Belag, unruhiger, gestörter Schlaf deuten ebenfalls auf zu wenig Calcium phosphoricum hin. Auffallend weiche Fingernägel sind fast immer ein Zeichen für einen Mangel an Calcium phosphoricum. Nach lang andauernden Infektionskrankheiten mit Fieber ist der Bedarf an Calcium phosphoricum besonders hoch.

Salz Nr. 3 – Ferrum phosphoricum D12

Ferrum phosphoricum (Eisenphosphat) ist enorm wichtig für die Stärkung der körpereigenen Abwehr. Aber nicht nur deshalb ist es lebensnotwendig in unserem Organismus. Eisen ist Bestandteil des roten Blutfarbstoffs Hämoglobin. Ohne diesen können wir nicht leben, denn er ist für die Sauerstoffaufnahme des Bluts verantwortlich. Ferrum phosphoricum befindet sich in jeder Körperzelle. Es ist an ihren Energieleistungen entscheidend beteiligt. Die Ernährung und der Aufbau der Muskulatur würden ohne dieses Mineral nicht funktionieren. Gedächtnis und Konzentration werden durch Ferrum phosphoricum gefördert. Besonders wichtig ist es bei Entzündungen, bei körperlichen

Höchstleistungen, bei Muskelkater und Prellungen. Auch Magenkatarrh, Sommerdurchfällen und akuten Rheumaschüben wirkt dieses Schüßler-Salz Nr. 3 äußerst effektiv entgegen.

Wenn Mangel herrscht

Eine Unterversorgung mit Ferrum phosphoricum kann zu chronischen Erkrankungen führen, beispielsweise zur Erschlaffung der Adern und des Darms. Auch wer häufig erkältet ist, also an Infektanfälligkeit leidet, dürfte mit dem Mineral unterversorgt sein. Zu wenig Ferrum phosphoricum führt dazu, dass Wunden schlecht heilen, dass Gedächtnis und Konzentration nachlassen, Durchblutungsstörungen auftreten (verbunden mit ständig kalten Füßen und Händen). Auch Störungen des Hautbilds, brüchige Haare und Nägel, häufiges Auftreten von Husten, Mandelentzündungen, Netzhauterkrankungen, Verrenkungen und Muskelkater können ein deutlicher Hinweis dafür sein, dass der Organismus nicht ausreichend mit Ferrum phosphoricum versorgt ist.

Salz Nr. 4 – Kalium chloratum D6

Bei diesem Mineral (Kaliumchlorid) handelt es sich um ein Mittel, das für die Erregbarkeit von Nerven und Muskeln und die Übertragung von Nervenreizen eine herausragende Rolle spielt. Dadurch beeinflusst es auch den Herzrhythmus sowie die Magen- und Darmbewegungen. Es ist in jeder Zelle anzutreffen, besonders in den roten Blutkörperchen, die für die Sauerstoffversorgung verantwortlich sind. Außerdem spielt es eine zentrale Rolle im Zucker- und Eiweißstoffwechsel. Vor allem der Aufbau von Eiweiß aus Aminosäuren und die Verwertung von Kohlenhydraten werden durch Kalium chloratum gefördert. Außerdem ist die Funktion der Schleimhäute stark von diesem Mineral abhängig. Bei Entzündungen und Katarrhen ist deshalb die Gabe von Kalium chloratum erforderlich. Es löst Beläge und lässt Entzündungen besser abheilen.

Wenn Mangel herrscht

Wenn dieses Mittel im menschlichen Organismus fehlt, sind häufig krankhafte Veränderungen am Herzmuskel und in der Skelettmuskulatur die Folge. Außerdem tritt aus den Schleimhäuten übermäßig viel Schleim aus, und in den Gelenken verdickt sich die Gelenkschmiere. Mit anderen Worten: Der Flüssigkeitshaushalt des Körpers gerät durcheinander. Weitere Krankheitsbilder, bei denen Kalium chloratum dringend notwendig ist, sind Heiserkeit, Bronchitis, Luftröhrenkatarrh, Schnupfen und Drüsenentzündungen. Lungen- und Rippenfellentzündungen verlaufen ohne ausreichende Versorgung mit Kalium chloratum wesentlich heftiger. Dasselbe gilt auch für Schleimbeutelentzündungen und für Entzündungen der Magenschleimhaut – nicht selten eine Vorstufe von Magenkrebs.

Salz Nr. 5 – Kalium phosphoricum D6

Kalium phosphoricum (Kaliumphosphat) ist unerlässlich für eine gute Fließqualität des Bluts. Es ist außerdem das Nerventonikum der Biochemie und wird eingesetzt bei nervöser Überreiztheit, allgemeiner Nervenschwäche, Melancholie, nervösem Kopfschmerz, Herzklopfen mit Angstzuständen, Gedächtnisschwäche und nervösen Schlafstörungen. Das Mineralsalz ist auch das wertvollste biochemische Mittel für den Einsatz bei allen chronischen Erschöpfungskrankheiten.

Wenn Mangel herrscht

Wenn die Verteilung der Kalium- und Phosphationen im Organismus gestört ist, kann dies zu Muskel- und Nervenschwäche führen. Es treten Muskelschmerzen und manchmal sogar -lähmungen auf. Wirkt sich der Mangel auf die Herzmuskulatur aus, werden durch die beeinträchtigte Herzleistung alle Organe schlecht mit Blut versorgt und funktionieren nur noch ungenügend. Durch eine Stärkung der Herzmuskulatur mit Kalium phosphoricum kann dies behoben werden. Wenn Körperzellen unter einem Mangel an Kaliumphosphat leiden, erschlaffen sie bis zur Lähmung. Sie zerfallen in einem Ausmaß, dass der Organismus sie nicht mehr abtransportieren kann. Folglich zersetzen sie sich und verbreiten üble Gerüche, die mit Harn, Stuhl, Atem und Schweiß nach außen dringen. Mangel an Kalium phosphoricum kann durch übermäßigen Stress hervorgerufen werden. Auch lang anhaltendes Fieber erzeugt großen Bedarf an Kalium phosphoricum.

Salz Nr. 6 – Kalium sulfuricum D6

Dieses Mineral mit der chemischen Bezeichnung »Kaliumsulfat« kommt vor allem in der Haut und in den Schleimhäuten vor, meist zusammen mit Eisen, das es bei der Sauerstoffversorgung des Organismus unterstützt. Kalium sulfuricum regt den Stoffwechsel und den venösen Blutkreislauf an. Dadurch übt es einen günstigen Einfluss auf Herz, Leber und Bauchspeicheldrüse aus. Es ist ein gutes Mittel gegen chronische Entzündungen. Auch bei Schwere und Mattigkeit in den Gliedern und bei nächtlichem Herzklopfen hat es sich sehr gut bewährt. Außerdem wird es vor allem bei Hautleiden mit Abschuppungen, bei allen chronisch-eitrigen Katarrhen der Nase, des Halses, der Bronchien, der Ohren und der Augenbindehäute erfolgreich angewendet. Es fördert die Ausscheidungs- und Entgiftungsvorgänge im Körper und hat sich auch sehr gut bei Magen-Darm-Entzündungen bewährt.

Wenn Mangel herrscht

Wenn der Organismus über zu wenig Kalium sulfuricum verfügt, kommt es zu Sauerstoffmangel. Deshalb bessern sich viele Krankheiten, die auf diesen Mangel zurückzuführen sind, beim Aufenthalt an frischer Luft. In geschlossenen und geheizten Räumen mit verbrauchter Luft dagegen verschlimmern sich diese Mangelkrankheiten, so auch gerade am Abend, wenn man sich für gewöhnlich innerhalb des Hauses aufhält. Patienten, die an einem solchen Mangelsyndrom leiden, haben ein ausgeprägtes Verlangen nach kühler Luft. Wenn sie daran gehindert werden und der Mineralmangel nicht behoben wird, treten vermehrt Mattigkeit, Schwindel, Herzklopfen, Angstgefühle, Traurigkeit, Kopf- und Gliederschmerzen auf.

Salz Nr. 7 – Magnesium phosphoricum D6

Magnesium ist eines der wichtigsten Mineralien überhaupt und an den meisten Stoffwechselprozessen beteiligt. Durch die Überdüngung der Felder enthält die Nahrung oft nicht mehr genügend davon. Magnesium phosphoricum (Magnesiumphosphat) ist am Knochenaufbau beteiligt, es kann den Cholesterinspiegel im Blut senken und ist für die Funktion der Muskeln und Nerven unentbehrlich. Seine krampflösende Wirkung beugt Herzinfarkt vor. Magnesium phosphoricum kann Koliken lösen. Es ist das entkrampfende und schmerzstillende Mittel der Biochemie, weil es die Aktivität von Nerven und Muskeln dämpfen kann. Es hilft bei Krampfhusten, Asthma, Muskelzucken und rheumatischen Schmerzen.

Wenn Mangel herrscht

Zu wenig Magnesium phosphoricum im Organismus kann zu blitzartig einschießenden Schmerzen führen, die bohrend oder krampfartig sind. Sie wandern nicht selten von einem Bereich des Körpers in einen anderen, wo sie wieder wie aus heiterem Himmel auftreten. Genau so schnell hilft aber auch der Einsatz von Magnesium phosphoricum. Dieses Mineralsalz, besonders als »Heiße Sieben« eingenommen (siehe Seite 40f.), kann Schmerzen blitzartig zum Verschwinden bringen. Im menschlichen Körper sind ganze 25 Milligramm Magnesium vorhanden, die Hälfte davon in den Knochen. Und dennoch kann ein Mangel an diesem Mineral schlimme Folgen auslösen, von Störungen im Gehirn über Herzinfarkte bis zu chronischen Leiden oder gesteigerter Anfälligkeit für Krebs.

Salz Nr. 8 – Natrium chloratum D6

Wenn die Schleimhäute auszutrocknen drohen – das erste Anzeichen sind oft trockene Augen –, dann hilft Natrium chloratum, denn es reguliert den sensiblen Wasserhaushalt im menschlichen Körper. Natrium chloratum ist eigentlich Kochsalz. Doch in der hohen Verdünnung eines Schüßler-Salzes hat es andere Wirkungen. Zu viel Kochsalz, das über die Nahrungsaufnahme in den Körper gelangt, führt in den Körperzellen zu einer krankhaften Steigerung der Flüssigkeitskonzentration: Die hohe Salzkonzentration bindet das Wasser. Die Zellen wehren sich dagegen und scheiden mehr Flüssigkeit aus als sonst. Dabei gehen Kochsalz und andere Nährsalze verloren, sodass der Wasserhaushalt völlig durcheinandergerät und

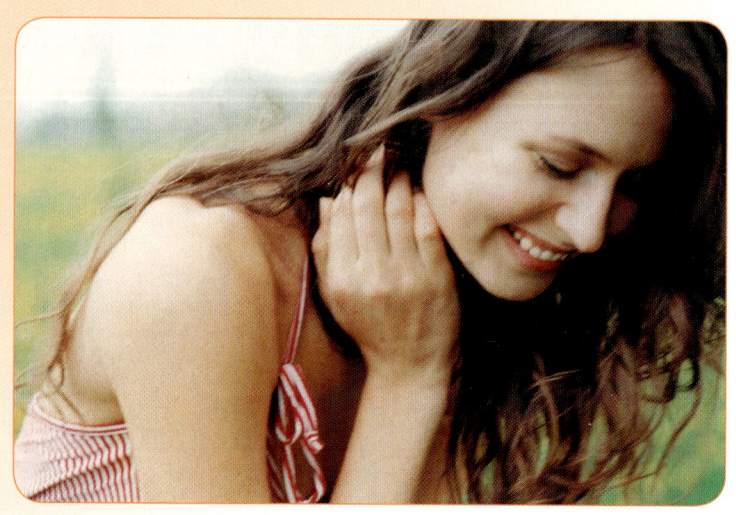

Fehlende Mineralstoffe im Körper sind nicht selten die Quelle ungeklärter Schmerzen.

die Nieren überlastet werden. Nur in stark verdünnter Form können die Zellen das Natrium aufnehmen und auch verkraften. Deshalb trägt Natrium chloratum D6 zur Beendigung der Störung und zur Normalisierung des Wasserhaushalts bei.

Wenn Mangel herrscht

Wenn der Natriumstoffwechsel außer Kontrolle gerät, sind Schleimhautkatarrhe, Durchfälle, Mangel an Magensäure, Verstopfung und Taubheitsgefühle in Händen und Füßen die Folge, außerdem nässende Hautausschläge, Kopfschmerzen, Tränen- und Speichelfluss. Auch rheumatische

Beschwerden, nervöse Störungen bis hin zur Hysterie sowie andererseits völlige Antriebsschwäche können die Folge sein. Schließlich kann es auch zu einer ansteigenden Herzfrequenz, zu Übelkeit und Erbrechen kommen.

Salz Nr. 9 – Natrium phosphoricum D6

Natrium phosphoricum ist als phosphorsaures Natron bekannt und auch im menschlichen Körper vorhanden. Es wirkt Übersäuerung entgegen und hält die Verdauung in Schwung. An vielen Stoffwechselvorgängen ist es beteiligt und bindet daraus entstehende Produkte, vor allem Harnsäure.

Das Mineral hat eine wichtige Aufgabe bei der Entschlackung des Körpers. Man setzt es bei Salzsäureüberschuss im Magen, Augenentzündungen, rheumatischen Krankheiten, Drüsenschwellungen, Asthma, Gicht, Ischiasschmerzen und stoffwechselbedingter Gesichtsakne ein. Auch zur Behandlung von Mandelentzündungen und Rachenkatarrh, Blasenentzündungen und Problemen mit Gallen- und Nierensteinen ist es geeignet.

Wenn Mangel herrscht

Sobald Natrium phosphoricum im Körper fehlt, deutet dies auf eine erhebliche Übersäuerung des Organismus hin. Menschen, die übersäuert sind und einen Mangel an Natrium phosphoricum haben, sind sehr oft chronisch krank, klagen häufig über saures Aufstoßen, wirken missmutig, sogar ihr Schweiß riecht sauer, und ihre Gesichtsfarbe ist ungesund, fahl, gelblich und fettig glänzend.

Als Folge eines Mangels an Natrium phosphoricum und der damit verbundenen chronischen Übersäuerung kann es zu Gicht und rheumatischen Erkrankungen kommen. Auch der Fettstoffwechsel wird in Mitleidenschaft gezogen, wenn zu wenig Natrium phosphoricum zur Verfügung steht. Die Folge sind Verdauungsstörungen, vor allem nach fettreichen Mahlzeiten. Es wird darüber hinaus bei körperlicher Bewegung zu viel Milchsäure gebildet, was schließlich auch zu Muskelkater führen kann. Natrium phosphoricum wirkt hier heilsam.

Salz Nr. 10 – Natrium sulfuricum D6

Schwefelsaures Natrium, wie es in der Chemie genannt wird, kommt vor allem in den Gewebeflüssigkeiten des Körpers vor. Es leitet die Stoffwechselschlacken aus dem Organismus ab. Diese Entgiftung geschieht über die Regulation des Wasserhaushalts. Dazu regt Natrium sulfuricum die Ausscheidungsorgane, vor allem die Nieren, an.

Das Salz wird bei allen Erkrankungen von Leber, Bauchspeicheldrüse, Gallenblase, Nieren und Blase eingesetzt, außerdem bei Hautausschlägen, Flechten, nässenden Unterschenkelgeschwüren, Ödemen, grippalen Infekten, Asthma, Zuckerkrankheit, Fettsucht und Völlegefühl. Aber auch die Regulation der Verdauung gehört zum Einflussbereich von Natrium sulfuricum. Es kommt deshalb in der

Medizin bei Verstopfungen und auch bei Durchfällen zum Einsatz. Sogar bei der Bekämpfung rheumatischer Erkrankungen hat es eine Bedeutung, denn das Mineral wirkt entzündungshemmend.

Wenn Mangel herrscht

Ist zu wenig von dem Salz in unserem Organismus vorhanden, treten vor allem sehr unangenehme Wasseransammlungen (Ödeme) auf. Es kann in der Folge auch zu unkontrollierten Harnabgängen und Bettnässen kommen, wenn Mangel an Natrium sulfuricum herrscht. Wenn man sich völlig abgeschlagen fühlt, obwohl kein Fieber vorliegt, kann dies ebenfalls mit dem Mangel an diesem Salz zusammenhängen. Ein grippaler Infekt ist oft die Folge. Wenn Milz und Leber beim Betasten empfindlich reagieren, sich vergrößert anfühlen und stichartige Schmerzen verursachen, liegt ebenfalls der Verdacht auf Mangel an Salz Nr. 10 nahe.

Salz Nr. 11 – Silicea D12

Hierbei handelt es sich um Kieselsäure, die als Bestandteil des Bindegewebes unentbehrlich ist. Sie ist an der Bildung von Kollagen beteiligt, jener Eiweißsubstanz für eine straffe Haut. Silicea wird gebraucht für den Aufbau von Knorpel, Sehnen, Bändern und Knochen. Es sorgt für die Elastizität und die Festigkeit der Haare, der Nägel und der Knochen.

Da Silicea in allen menschlichen Zellen vorkommt, hat das Mineral entsprechend vielfältige Wirkungen. Es aktiviert die Vermehrung der weißen Blutkörperchen (Leukozyten), die eindringende Krankheitskeime bekämpfen. Deshalb wird Silicea bei allen eitrigen Entzündungen eingesetzt. Wunden, eitrige Geschwüre und Abszesse heilen durch Silicea rascher aus, ebenso Fisteln. Das Mittel fördert sogar die Lösung von Harnsäure und entsprechenden Ablagerungen im Körper. Es wird deshalb als Mittel gegen Gicht und Nierengrieß eingesetzt, vor allem aber gegen erschlaffte Gefäßwände, Krampfadern, krankhafte Hämorrhoiden und Hautfalten.

Wenn Mangel herrscht

Im Alter verarmt der Körper an Bindegewebe. Das liegt auch am Mangel an Silicea. Die Folgen sind Runzeln und tiefe Falten. Die ehedem glatte Haut wird rissig und spröde, es kommt zu Haarausfall und brüchigen Nägeln. Wer unter Siliceamangel leidet, neigt zu Kopfschmerzen, die sich vom Nacken her ausbreiten. Außerdem werden Menschen mit einem zu geringen Siliceahaushalt öfter krank, sie frieren leichter und erkälten sich häufiger. Regelmäßige Einnahme von Silicea beugt dem vor.

Salz Nr. 12 – Calcium sulfuricum D6

Dieser schwefelsaure Kalk komplettiert die zwölf Schüßler-Salze. Landläufig wird schwefelsaurer Kalk als Gips bezeichnet. Dieses Mineral hat im Vergleich zu den elf anderen Salzen einen verhältnismäßig kleinen Wirkungskreis. Schüßler hatte es anfänglich in sein System aufgenommen, später aber wieder entfernt. Nach seinem Tod im Jahr 1898 wurde es von der Biochemie jedoch neu entdeckt und rehabilitiert.

Es wurde festgestellt, dass Calcium sulfuricum in Leber, Galle und Muskeln vorkommt und dass das Mineral besonders auf Schleimhäute eine lösende und ausscheidende Wirkung ausübt. Seine wichtigsten Anwendungsgebiete sind Abszesse und Eiterherde. Bei Eiterungsfisteln ist das Mineral als biochemisches Mittel nahezu unentbehrlich. Man setzt es auch bei schweren Katarrhen mit viel Sekretbildung ein. Sehr gute Erfolge wurden außerdem bei Nasennebenhöhlenentzündungen und schwer löslichem Husten erzielt.

Wenn Mangel herrscht

Ein Mangel an diesem Mineral ist eher selten, und er kann oft auch durch andere Mineralien ausgeglichen werden, z. B. Natrium phosphoricum oder Silicea. Doch soll hier festgehalten werden, dass Calcium sulfuricum am Aufbau von Knorpelmasse beteiligt ist und in einer Reihe von Aminosäuren vorkommt. Auch im Enzym- und Hormonhaushalt spielt es eine große Rolle. Deshalb kann ein Mangel zu Energieverlust und Schwächen im Bewegungsapparat führen, zu Infektionsanfälligkeit und verzögerter Heilung.

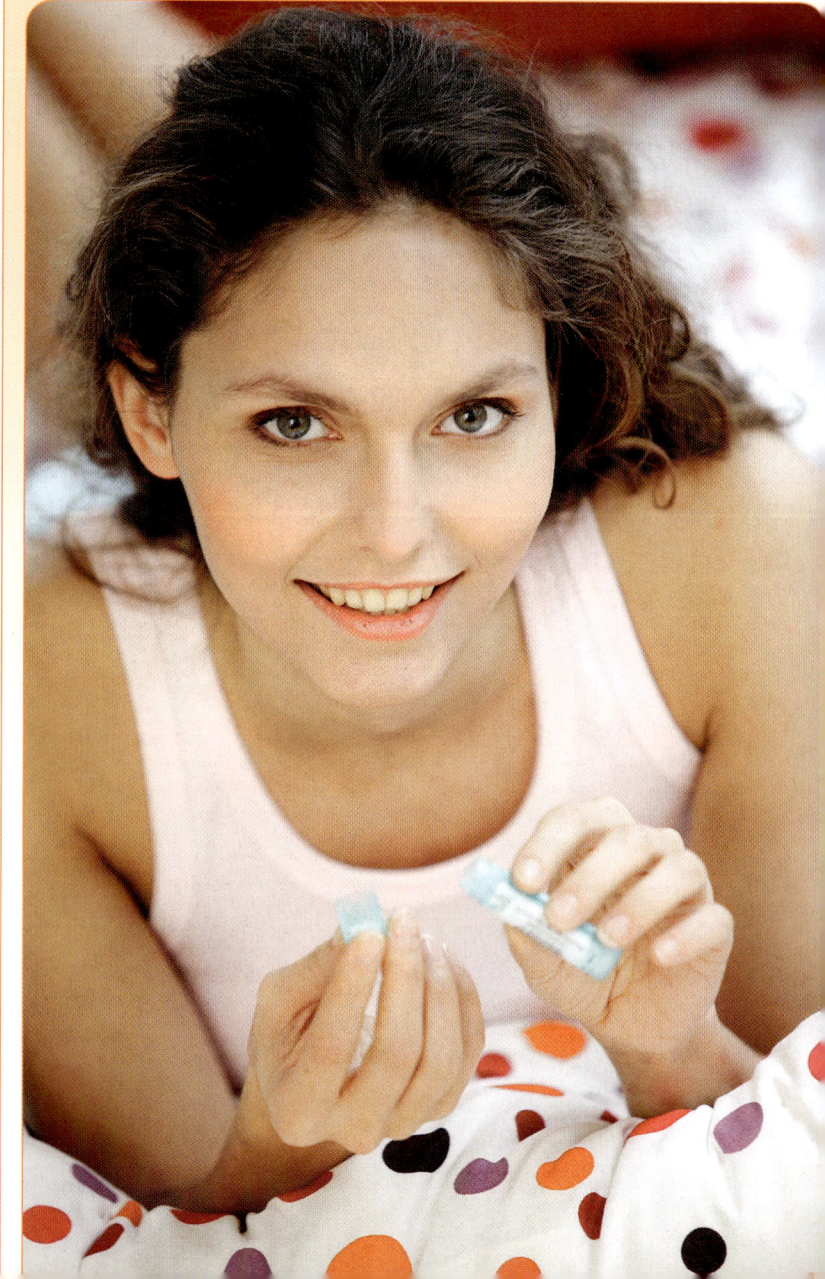

Anwendung der Schüßler-Salze

Grenzen der Selbstmedikation

Bei allen unklaren Erkrankungen, bei schweren Verläufen mit Fieber, bei heftigen Beschwerden, die auch nach ein bis zwei Tagen nicht nachlassen, muss ein Arzt aufgesucht werden. Ist die Diagnose klar und die Behandlungsweise festgelegt, kann in Absprache mit dem Arzt zur Unterstützung der Behandlung eine Therapie mit Schüßler-Salzen durchgeführt werden.

Wichtige Hinweise für die Einnahme

Bei chronischen Krankheiten ist die Einnahme über einen längeren Zeitraum unerlässlich. Die empfohlene Dosis beträgt 3-mal 2 Tabletten pro Tag.

→ Im akuten Krankheitsfall ist es wichtig, die Tabletten in sehr kurzen Abständen einzunehmen. Bewährt hat sich die Dosis von 2 Tabletten alle 10 Minuten. Bei manchen fiebrigen Entzündungsprozessen ist sogar die Einnahme in Abständen von 5 Minuten möglich.

→ Die Mittel sollten im Allgemeinen langsam auf oder unter der Zunge zergehen, damit sie möglichst schon im Mund gänzlich von den Schleimhäuten aufgenommen werden können.

→ Falsch ist es, sie mit Mineralwasser oder Tee hinunterzuspülen: Sie sollten nach Möglichkeit gar nicht in den Magen gelangen, weil sie dort durch die Säurewirkung verändert werden können.

Die »Heiße Sieben«

Eine Sonderform der Einnahme ist die »Heiße Sieben«. Gemeint ist das Salz Nummer 7, Magnesium phosphoricum, das zur Wirkungsverstärkung in hoher Dosierung in heißem Wasser gelöst eingenommen wird. Dazu gibt man 10 Tabletten in 1/2 Glas heißes Wasser, löst sie darin auf und trinkt die Mischung schluckweise. Die Heiße Sieben ist mehrfach hintereinander anzuwenden, bis sich die Beschwerden gebessert haben.

→ Auch andere Schüßler-Salze können durchaus in heißem Wasser gelöst eingenommen werden. Dies ist zwar in unseren Breiten nicht üblich, aber die Inder, die auf Schüßler-Salze schwören, wenden fast nur diese heiße Form der Einnahme an.

→ Wenn mehrere Mittel zur Behandlung genannt sind, sollten diese nicht gemischt eingenommen werden, sondern stets im Wechsel.

→ Die günstigste Zeit der Einnahme ist – abgesehen vom akuten Fall mit kurzen Einnahmeintervallen – 1/2 Stunde vor einer Mahlzeit. Auch die Einnahme etwa 1 Stunde nach dem Essen ist günstig. In beiden Fällen hat der Körper die Möglichkeit, auch die Anteile der Salze, die man hinuntergeschluckt hat und die nicht im Mund aufgenommen wurden, noch zu resorbieren.

→ Bei Kindern muss man eine Einnahmeform anwenden, die ihrem Alter entspricht. Für Flaschenkinder zerquetscht man die Tabletten in der entsprechenden Dosierung und löst sie im Flascheninhalt auf. Wenn die Kleinen die Nahrungsaufnahme verweigern, kann man die zerquetschten Tabletten auf die Innenseite der Wangen auftragen, wo sich die Mittel rasch auflösen. Eine andere Möglichkeit: einen abgekochten Schnuller in das Pulver der zerquetschten Tabletten tauchen und das Kind daran saugen lassen.

→ Für Brustkinder muss die Mutter die Mittel einnehmen und sie dann über die Muttermilch an den Organismus ihres Säuglings abgeben.

Verhalten im akuten Fall

Bei plötzlich und sehr heftig einsetzenden Schmerzen, bei Fieberanfällen, Schüttelfrost, Krämpfen und Koliken, bei Herzrasen, Kreislaufschwäche, plötzlichem Schwindel und Erbrechen spricht man von einer akuten Erkrankung. Es ist jetzt enorm wichtig, dem Körper sofort und in kurzen Abständen einen Heilreiz zu vermitteln. Durch die häufige Einnahme der Schüßler-Salze wird dieser Reiz ausgelöst. Es dauert dann meist nicht allzu lange, bis die Beschwerden verschwinden. Im Allgemeinen ist schon innerhalb einer oder mehrerer Stunden der Erfolg da. Der Körper hat die Krankheit überwunden und geht gestärkt aus dem Kampf hervor. Die Reize der Schüßler-Salze haben seine Abwehrmechanismen und seine Selbstheilungskräfte mobilisiert.

Verhalten in chronischen Fällen

Wenn die Krankheit lange andauert und chronisch wird, werden Schüßler-Salze vor allem als Begleittherapie zu ärztlichen Maßnahmen eingenommen. Bewährt hat sich dabei eine Dosierung von 2-mal 2 oder 2-mal 3 Tabletten pro Tag.

Wechselwirkung mit anderen Mitteln

Eine biochemische Therapie mit Schüßler-Salzen kann mit verschiedenen anderen Naturheilmethoden kombiniert werden oder sie kann schulmedizinische Behandlungsweisen unterstützen. Gut passt Schüßlers Biochemie auch zu allen Anwendungen mit Wasser (Kneippkuren), Sonne, Luft, Licht, Wärme, Gymnastik, Atemtherapien, zu Massage und Bewegungstherapien – also im Grunde zu allen biophysikalischen Anwendungen.

Am besten passt die Biochemie jedoch zur Homöopathie, denn sie ist ebenfalls eine Reiztherapie, wenn sie auch anders funktioniert als eine Behandlung mit den Schüßler-Salzen.

Die zwölf Salze im Überblick

Calcium fluoratum D12 – gut für Zähne, Knochen, elastische Fasern, Hautzellen und Bindegewebe

Calcium phosphoricum D6 – gut als Aufbaumittel für Zähne und Knochen, für die Regeneration des Bluts, bei Nervenschwäche und Menstruationsbeschwerden

Ferrum phosphoricum D12 – Entzündungsmittel, Fiebermittel, auch Schmerz- und Muskelmittel

Kalium chloratum D6 – Entzündungsmittel, gut für Schleimhäute und Drüsen

Kalium phosphoricum D6 – Nervenmittel, gut bei Lähmungserscheinungen, Infektionen und hohem Fieber

Kalium sulfuricum D6 – Entgiftungs- und Entzündungsmittel, gut für Schleimhäute und Venen

Magnesium phosphoricum D6 – Nervenmittel, gut bei Krämpfen und Koliken, besonders bei Muskelschmerzen

Natrium chloratum D6 – gut als Aufbaumittel, bei Blutarmut und Bleichsucht

Natrium phosphoricum D6 – gut bei Übersäuerung des Organismus

Natrium sulfuricum D6 – Ausscheidungsmittel, sehr gut für alle entsprechenden Organe wie Leber, Gallenblase, Bauchspeicheldrüse, Nieren, Darm

Silicea D12 – gut für Bindegewebe, Haare, Nägel, bei Eiterungen und zu viel Harnsäure

Calcium sulfuricum D6 – gut gegen eiternde Fisteln und Katarrhe

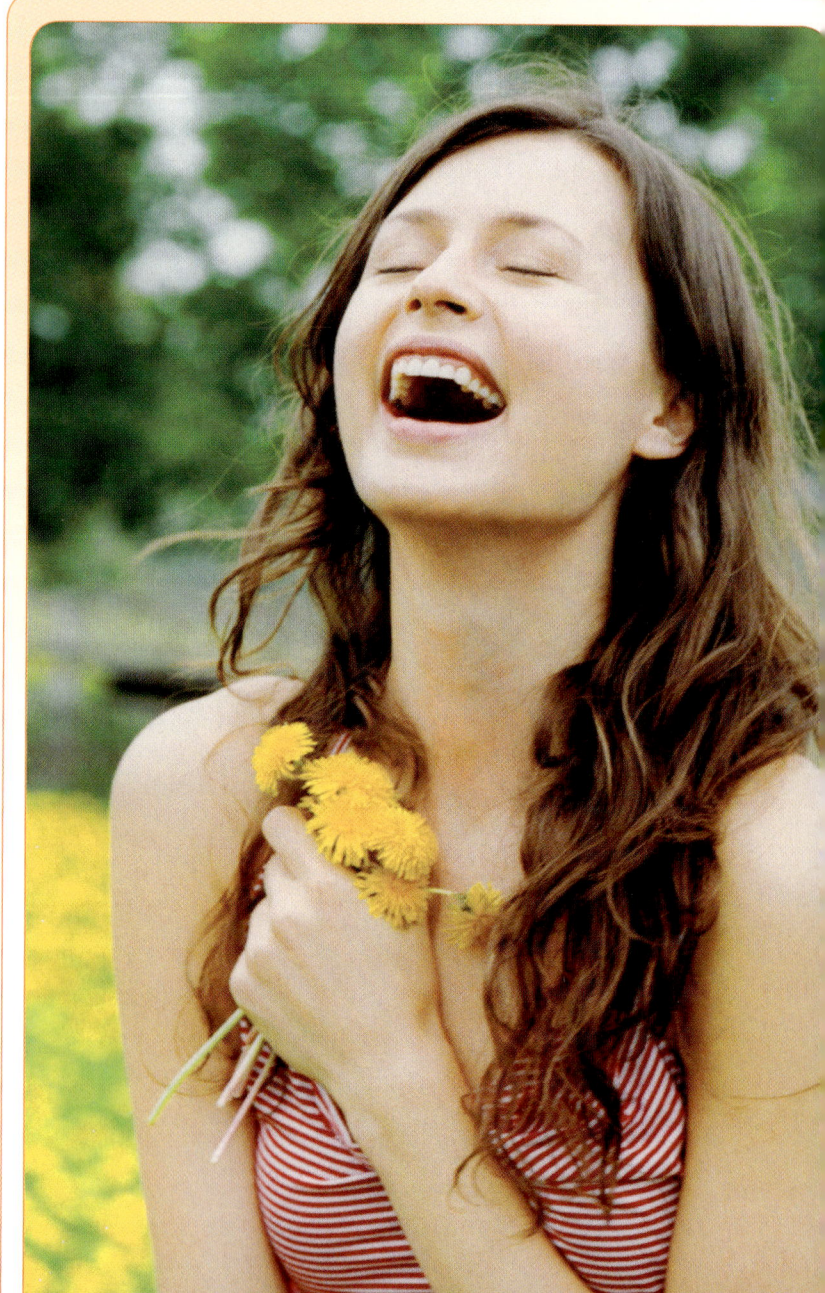

Heilen mit den Schüßler-Salzen

Die Selbstmedikation mit Schüßler-Salzen ist denkbar einfach, wie auf Seite 39ff. nachzulesen ist. Welches Salz sich zur Heilung welcher Beschwerden eignet, erfahren Sie hier. Manchmal ist mehr als eines genannt, weil mehrere infrage kommen. Sie können dann kombiniert werden. In der Praxis hat sich gezeigt, dass bei maximal drei bis vier kombinierten Salzen die Wirkung rasch und zuverlässig eintritt. Mischt man jedoch noch weitere Salze dazu, verlangsamt sich die Wirkung und wird schwächer.

Symptome und dafür geeignete Salze

Am schnellsten helfen Schüßler-Salze, wenn man die Beschwerden genau diagnostiziert und dann das dafür geeignete Mittel als Alleinmittel einsetzt. Achten Sie auf die Symptome und den bisherigen Krankheitsverlauf und befragen Sie im Zweifelsfall Ihren Arzt oder Heilpraktiker.

Abszess

Wenn sich schmerzhafte, heiße Entzündungsherde bilden, nimmt man Ferrum phosphoricum D12. Solange nur eine

Schwellung besteht, kann man auch Ferrum phosphoricum D12 und Kalium chloratum D6 abwechseln. Kommt es zur Eiterbildung, wendet man Silicea D12 an. Es lässt den Abszess rasch reifen. Zusätzlich empfiehlt sich die Anwendung von Calcium sulfuricum D12, weil es auch beim Abheilen hilft.

Abwehrschwäche (Immunschwäche)

Wer infektanfällig ist und sich ständig mit Erkältungskrankheiten herumschlagen muss, hat mit hoher Wahrscheinlichkeit ein gestörtes Immunsystem. Dagegen kann man im akuten Fall Silicea D12 einsetzen, weil es anregend auf die Abwehrzellen des Körpers wirkt. Für eine dauerhafte Immunstärkung empfiehlt sich folgendes 12-wöchiges Programm: 4 Wochen lang täglich 3-mal 2 Tabletten Ferrum phosphoricum D12. Danach weitere 4 Wochen lang täglich 3-mal 2 Tabletten Magnesium phosphoricum D6. In den letzten 4 Wochen täglich 3-mal 2 Tabletten Kalium sulfuricum D6 (Kinder nehmen jeweils 3-mal täglich 1 Tablette).

Akne

Gegen diese insbesondere bei Jugendlichen auftretende Hauterkrankung empfiehlt es sich, einige Monate lang über den Tag verteilt 6 Tabletten Natrium phosphoricum D6 einzunehmen. Bei stark eitrigen Pusteln haben sich Tabletten mit Silicea D12 bewährt.

Aphthen

Diese Entzündung der Mundschleimhaut behandelt man mit Ferrum phosphoricum D12. Es hat sich bewährt, 15 Minuten 1 Tablette im Mund zergehen zu lassen. Bei weißen Belägen auf den Schleimhäuten nimmt man stündlich 1 Tablette Kalium chloratum D6. Bei Bläschen in den Mundwinkeln hilft Natrium chloratum D6 in gleicher Dosierung.

Antriebsschwäche

Dazu kommt es oft nach schweren Infekten, bei erhöhtem Stress und überreizten Nerven. Einen Anschub kann hier Kalium phosphoricum D6 bringen. Am besten löst man bereits vor dem Frühstück 10 Tabletten in heißem Wasser auf und nimmt den Trunk schluckweise, aber möglichst heiß zu sich. Wenn ein solcher Morgenantrieb nicht genügt, kann diese Anwendung bis zu 3-mal täglich wiederholt werden.

Arteriosklerose

Die wichtigsten Mittel der Schüßler-Therapie gegen diese Zivilisationskrankheit sind 3-mal täglich 1 Tablette Calcium fluoratum D12 für die Verbesserung der Gefäßelastizität. Es sollte als Begleittherapie zur ärztlichen Versorgung dauerhaft eingenommen werden. Dazu in Kombination Silicea D12 (gleiche Dosierung) zur Verhinderung des Fortschreitens der Krankheit. Magnesium phosphoricum D6

nimmt man bei Verengung der Arterien und bei Schmerzen im Bereich des Herzes. Die Dosis beträgt 5-mal täglich
1 Tablette. Kalium phosphoricum D12 wird besonders bei
Beklemmungen, drohendem Herzversagen und depressiver
Stimmung empfohlen. Die Dosis: 6-mal täglich 1 Tablette.

Arthrose

Zur Linderung von schmerzhaften Gelenkabnutzungen
haben sich bewährt: Calcium fluoratum D12, Calcium
phosphoricum D6 und Natrium chloratum D6, 3-mal
2 Tabletten im täglichen Wechsel eingenommen.

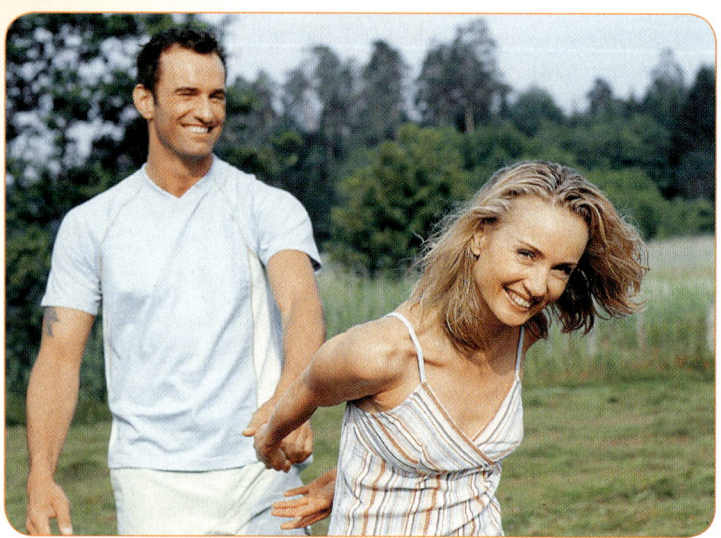

Wer nach schweren Infekten Antriebsprobleme hat, kann mit Kalium
phosphoricum neuen Schwung finden.

Asthma

Auch gegen diese immer mehr um sich greifende Atemwegserkrankung gibt es eine Begleittherapie mit Schüßler-Salzen, die zusätzlich zu den jeweiligen ärztlich verordneten Medikamenten angewandt werden sollte. Für die verschiedenen Beschwerdeformen stehen folgende Salze zur Verfügung: bei akuten Anfällen alle 5 Minuten 1 Tablette Kalium phosphoricum D6. Nach Abklingen der akuten Phase alle 2 bis 3 Stunden 1 Tablette. Bei Anfällen, die mit Leibschmerzen verbunden sind: alle 5 Minuten 1 Tablette Magnesium phosphoricum D6. Nach Abklingen alle 2 bis 3 Stunden 1 Tablette. Wenn schwer löslicher, heller Schleim das Atmen behindert und Herzbeklemmungen auftreten: alle 15 Minuten 1 Tablette Kalium chloratum D6. Zur Kräftigung des Lungengewebes 4-mal täglich 1 Tablette Silicea D12.

Aufstoßen

Wenn man unter Sodbrennen oder Aufstoßen leidet, was meist nach dem Verzehr fettreicher und süßer Speisen vorkommt, nimmt man über den Tag verteilt 4 bis 6 Tabletten Natrium phosphoricum D6 ein. Bei Aufstoßen mit bitterem Beigeschmack wird Natrium sulfuricum in gleicher Dosierung empfohlen. Gegen Sodbrennen (saures Aufstoßen mit brennendem Rückfluss in die Speiseröhre) hat sich besonders Calcium phosphoricum bewährt. Dosierung: 4 bis 6 Tabletten über den Tag verteilt.

Bindehautentzündung

Wenn es sich um Conjunktivitis catarrhalis, den Binde-hautkatarrh, handelt, ist das wichtigste Mittel Ferrum phosphoricum D12. Es hat eine entzündungshemmende Wirkung. Die empfohlene Dosierung: alle 15 Minuten 1 Tablette im Mund zergehen lassen. Bewährt hat sich auch, Ferrum phosphoricum D12 im Wechsel mit Natrium chloratum D6 einzunehmen. Bei Kindern, die häufig zu Bindehautentzündungen neigen, gibt man 3-mal täglich 1 Tablette Natrium sulfuricum D6. Dieses Mittel hilft auch bei Bläschenbildung auf der Bindehaut.

Blähungen

Wenn Magenschmerzen mit Blähungen einhergehen, hilft die »Heiße Sieben«. 10 Tabletten Magnesium phosphori-cum D6 in eine Tasse geben und mit heißem Wasser über-gießen. Die Lösung wird schluckweise eingenommen (alle 2 bis 3 Minuten 1 Teelöffel). Bei Blähungen mit saurem Aufstoßen nimmt man 6-mal täglich 1 Tablette Natrium sulfuricum D6 im Wechsel mit Calcium fluoratum D12 und lässt sie langsam im Mund zergehen.

Bläschenausschlag (z. B. Herpes)

Welches Schüßler-Salz bei Bläschen auf der Haut infrage kommt, hängt von deren Inhalt ab. Bei hellem, wässrigem Bläscheninhalt ist Natrium chloratum D6 das richtige Mittel. Man nimmt 5-mal täglich 1 Tablette. Bei gelblichem Bläscheninhalt: Natrium sulfuricum D6, 5 Tabletten täglich. Wenn die Flüssigkeit wässrig-blutig ist, hilft Kalium phosphoricum D6. In diesem Fall alle 15 Minuten 1 Tablette im Mund zergehen lassen. Bei eitrigen Bläschen nimmt man Silicea D12, mindestens 3-mal täglich. Nach dem Aufbrechen der Bläschen sollte Kalium sulfuricum D6 (3-mal täglich 2 Tabletten) angewendet werden.

Blasenkatarrh/-entzündung

Diese bakterielle Infektionskrankheit bekämpft man mit Ferrum phosphoricum D12. Dosierung: 3 bis 4 Tabletten pro Stunde im Mund zergehen lassen. Ab dem zweiten Tag im Wechsel mit Natrium phosphoricum D6 einnehmen. Wenn die Beschwerden abklingen, genügen ab dem dritten Tag je 3-mal 2 Tabletten. Geht Eiter mit dem Urin ab, nimmt man 6-mal täglich Silicea D12 ein. Bei chronischer Blasenentzündung empfiehlt sich, Silicea D12 und Natrium phosphoricum im Wechsel einzunehmen, je nach Schwere 3-mal täglich 2 bis 3 Tabletten.

Bronchitis (Bronchialkatarrh)

Sobald es im Hals kratzt, die Bronchien sich verkrampfen und Hustenreiz auftritt, sollte man Schüßler-Salze zur Hand haben. Empfohlene Maßnahme: alle 1/2 Stunde 1 Tablette Ferrum phosphoricum D12 im Mund zergehen lassen. Wenn Krampfhusten einsetzt und zäher Schleim die Atmung erschwert, werden alle 15 bis 30 Minuten

10 Tabletten Magnesium phosphoricum D6 in 1 Tasse mit heißem Wasser gelöst und schluckweise getrunken. Zur Ergänzung kann man, besonders bei schleimigem Auswurf, immer wieder 1 Tablette Calcium fluoratum D12 im Mund zergehen lassen. Sind die Beschwerden von Fieber und Schweißausbrüchen begleitet, sollte man stündlich 1 Tablette Kalium chloratum D6 lutschen. Als ergänzendes Mittel bei chronischem Verlauf hat sich Manganum sulfuricum D12 bewährt. Man nimmt 4-mal am Tag 1 Tablette.

Depressive Stimmung → psychische Probleme

Durchfall

Durch Bakterieninfektionen kommt es oft zu schweren Verdauungsstörungen mit Durchfällen. Aber auch Schimmel, Hefepilze, Nahrungsallergien, manche Medikamente und Krankheiten im Magen-Darm-Trakt können schuld sein an wässrigen, ungeformten Stühlen. Wenn es bei wässrigen Durchfällen zu Bauchkrämpfen kommt, hilft meist Magnesium phosphoricum D6. Dosierung: alle 5 Minuten 1 Tablette in heißem Wasser gelöst einnehmen. Bei schleimigen Durchfällen lässt man alle 5 bis 10 Minuten 1 Tablette Natrium chloratum D6 im Mund zergehen. Wenn Fieber, Leibschmerzen und Erbrechen hinzukommen, helfen alle 15 Minuten eingenommene Tabletten Ferrum phosphoricum D12. Übelriechende Durchfälle bekämpft man mit Kalium phosphoricum D6, das alle

30 Minuten eingenommen wird. Säuerliche Durchfälle von Kleinkindern, insbesondere wenn sie mit gelblichem Zungenbelag verbunden sind, behandelt man mit Natrium phosphoricum D6. Man gibt alle 1/2 Stunde 1 Tablette.

Drüsenschwellungen

Sie kommen vor allem bei Entzündungen vor, z. B. am Zahnfleisch, an der Zahnwurzel, auf der Haut und bei Infektionen durch Verletzungen (Blutvergiftung). Die Lymphdrüsen sind Organe unserer körpereigenen Abwehr, die sich durch die starke Belastung im Infektionsfall entzündlich verändern und dadurch dick werden. Das entzündungshemmende Ferrum phosphoricum D12 ist hier das richtige Mittel. Am besten lutscht man alle 10 Minuten 1 Tablette. Die Wirkung wird noch verbessert, wenn man Ferrum phosphoricum D12 mit Kalium chloratum D6 abwechselt. Wenn die Lymphknoten bei Berührung stark schmerzen, sollte man außerdem 6-mal täglich zu Silicea D12 greifen. Wenn die Drüsen sich hart anfühlen, hilft meist eine Behandlung mit Calcium fluoratum D12, 3-mal täglich.

Erkältungen

Wer in der Übergangszeit oder im Winter urplötzlich eine Erkältung bekommt, die von Fieberschüben und Benommenheit begleitet ist, sollte unbedingt zum Arzt gehen. Es könnte sich um eine Grippe handeln, und damit ist bekanntlich nicht zu spaßen. Mit Schüßler-Salzen hat man außerdem eine Soforthilfe parat: Ferrum phosphoricum D12, den Entzündungshemmer: alle 10 Minuten 1 Tablette im Mund zergehen lassen. Bei schweren Gliedern empfiehlt sich eine Behandlung mit Kalium phosphoricum D6: alle 15 Minuten 1 Tablette.

Fieber

Bei leicht erhöhten Temperaturen alle 10 Minuten 1 Tablette Ferrum phosphoricum D12 im Mund zergehen lassen. Wenn das Fieber über 39 °C ansteigt, nimmt man Kalium phosphoricum D6 in gleicher Dosierung ein. Wenn zahnende Kinder fiebern, gibt man stündlich 1 Tablette Ferrum phosphoricum D12 im Wechsel mit Silicea D12.

Fingernägel, brüchige

Wenn es nur die Nägel sind, die Probleme machen: täglich 3-mal 2 Tabletten Silicea D12. Wenn jedoch eine allgemeine Bindegewebsschwäche besteht, nimmt man im täglichen Wechsel Silicea D12 und Calcium fluoratum D12: jeweils 3-mal 2 Tabletten.

Füße, kalte

Bei unklarer Ursache von ständig kalten Füßen können Sie sich jeden Morgen (bei Bedarf auch zusätzlich abends) eine »Heiße Sieben« zubereiten, indem Sie 5 bis 10 Tabletten Magnesium phosphoricum D6 in 1 Tasse mit heißem

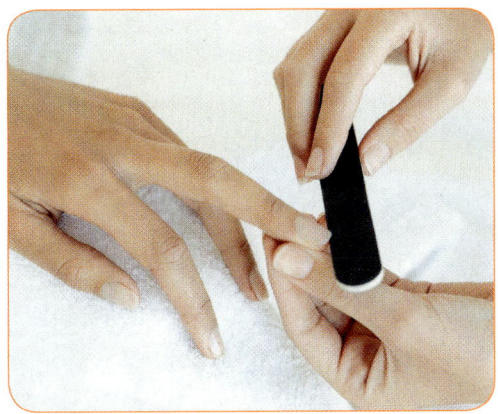

Bei Problemen
mit den Nägeln
helfen täglich
3-mal 2 Tabletten
Silicea D12.

Wasser auflösen. Trinken Sie sie möglichst heiß und in kleinen Schlucken.

Gallenblasenerkrankungen

Nach üppigen und fetten Speisen kommt es nicht selten zu Stockungen des Gallenflusses. Hier können Natrium phosphoricum D6 und Natrium sulfuricum D6 Abhilfe schaffen, wenn man im Wechsel alle 10 Minuten 1 Tablette im Mund zergehen lässt.

Eine Entzündung der Gallenblase gehört dagegen in ärztliche Behandlung. Zur Unterstützung nimmt man im akuten Fall alle 15 Minuten eine Kombination von je 1 Tablette Ferrum phosphoricum D12 und Natrium sulfuricum D6. Bei chronischen Verläufen Kalium phosphoricum D6 im Wechsel mit Natrium sulfuricum, je 3 Tabletten, täglich einnehmen.

Gallensteine

Bei Koliken und Krämpfen hilft Magnesium phosphoricum D6 in folgender Dosierung: alle 3 bis 5 Minuten 1 Tablette in heißem Wasser gelöst einnehmen. Dazu stündlich bis zum Abklingen der Beschwerden 1 Tablette Natrium sulfuricum D6 lutschen. Zur Vorbeugung gegen Gallensteine und Gallensteinbeschwerden gibt es folgende Anwendungen: In anfallsfreien Zeiten 4-mal täglich 1 Tablette Natrium sulfuricum D6 im Wechsel mit Natrium phosphoricum D6 einnehmen, in jeder dritten Woche über 4 Tage hinweg 3-mal täglich 3 Tabletten Kalium chloratum D6 zusätzlich nehmen.

Gastritis

Diese äußerst schmerzhafte Magenschleimhautentzündung (Gastritis) kann krampfartig auftreten. Manchmal kommt Fieber hinzu. Die Patienten werden von Sodbrennen, Übelkeit, Erbrechen und Durchfällen geplagt. Neben diätetischer Ernährung und ärztlicher Behandlung haben sich auch die folgenden Anwendungen mit Schüßler-Salzen bewährt: Wenn – z. B. nach dem Essen – Schmerzen auftreten und der Patient leicht fiebert, gibt man alle 10 Minuten 1 Tablette Ferrum phosphoricum D12, aufgelöst in etwas Wasser. Sobald die Schmerzen krampfartig werden und Übelkeit oder Durchfall hinzukommen, alle 5 Minuten 1 in heißem Wasser gelöste Tablette Magnesium phosphoricum D6 einnehmen. Bei Blähungen, die im

Gefolge einer Gastritis auftreten, hilft Calcium phosphoricum D6 in der Dosierung von 5-mal täglich 1 Tablette. Bei Übersäuerung nimmt man stündlich 1 bis 2 Tabletten Natrium phosphoricum D6 ein.

Gelenkentzündung

Sie schränkt die Beweglichkeit ein, verursacht starke Schmerzen und kann zu Steifheit von Gliedmaßen führen. Hier ist meist die Hilfe des Arztes (Orthopäden) erforderlich. Selbst kann man auch zur Besserung beitragen, wenn man z. B. die richtigen Schüßler-Salze einsetzt. Im akuten Fall nimmt man alle 15 Minuten je 1 Tablette Ferrum phosphoricum D12 und 1 Tablette Calcium fluoratum D12 im Wechsel ein. Bei chronischem Verlauf werden 3-mal täglich abwechselnd 2 Tabletten Calzium phosphoricum D6, Natrium chloratum D6 und Kalium sulfuricum D6 eingenommen. Wenn die Entzündung abklingt, sollte man noch einige Wochen 4-mal täglich je 2 Tabletten Kalium chloratum D6 und Calcium fluoratum D12 abwechselnd anwenden.

Gerstenkorn

Diese Entzündung von Talg- oder Schweißdrüse am Augenlid kann sehr schmerzhaft sein. Wenn eine Besserung nicht bald eintritt, sollte der Arzt aufgesucht werden. Mit folgender Schüßler-Therapie hat man eine gute Möglichkeit, selbst damit fertig zu werden: Bei den ersten

Anzeichen sollte man bereits mit der Behandlung beginnen und dazu Calcium fluoratum D12 und Silicea D12 wechselweise alle 1/2 Stunde einnehmen.

Gesichtsneuralgie

Dieser sehr schmerzhaften Reizung oder Entzündung des Trigenimusnervs begegnet man mit der »Heißen Sieben«: 10 Tabletten Magnesium phosphoricum D6 in 1 Tasse mit heißem Wasser auflösen, schluckweise trinken und alle 2 Stunden wiederholen.

Gicht

Wenn man eine zu hohe Harnsäurekonzentration im Blut hat, können sich Kristalle davon in den Gelenken ablagern. Dies führt schließlich zum Krankheitsbild Gicht. Die

Ergänzungsmittel gegen Gicht

Bei ungenügender Entschlackung des Stoffwechselapparats und damit verbundenen starken Harnsäureeinlagerungen hat sich ein Zusatzmittel bewährt, das nicht auf die Originaltherapie von Schüßler zurückgeht. Es handelt sich aber ebenfalls um ein biochemisches Mittel. Man bekommt es unter der Bezeichnung »Natrium bicarbonicum D6«. Es regt den Stoffwechsel an, vermindert damit Harnsäureanreicherung im Blut und wirkt außerdem der Fettsucht (Adipositas) entgegen.

betroffenen Gelenke schwellen an, werden heiß und schmerzen. Dann nimmt man bei den ersten Anzeichen am besten Silicea D12 und Natrium phosphoricum D6 ein. Silicea löst die Harnsäureablagerungen auf, und Natrium phosphoricum verhindert ihre Neubildung. Dosierung: täglich 3-mal 1 Tablette Silicea D12, stündlich 1 Tablette Natrium phosphoricum D6.

Grippaler Infekt

Diese fieberhafte Erkrankung zeigt ähnliche Symptome wie die echte Virusgrippe, die Influenza. Wirkliche Klarheit kann nur die ärztliche Diagnose liefern. Bei einem grippalen Infekt wirken die Schüßler-Salze recht gut, bei der echten Virusgrippe können sie als flankierende Maßnahme eingesetzt werden. Als Mittel nimmt man gleich bei den ersten Anzeichen alle 10 Minuten 1 Tablette Ferrum phosphoricum D12. Danach, wenn der Infekt sich etabliert hat, alle 30 Minuten 1 Tablette Kalium chloratum D6. Später, wenn das Krankheitsbild seinen Höhepunkt bereits überschritten hat, sollten täglich 6 bis 8 Tabletten Kalium chloratum D6 (im 2-Stunden-Rhythmus) eingenommen werden.

Haarausfall

Bei chronischen Krankheiten oder nach akuten Infektionen fallen nicht selten vermehrt Haare aus. Manchmal bilden sich dabei auffällige kreisrunde kahle Stellen. In diesem Fall sollte man 3-mal täglich 1 Tablette Kalium phosphoricum D6 einnehmen. Bei gleichmäßigem Haarausfall empfiehlt sich eine längerfristige Therapie mit 4-mal täglich 1 Tablette Silicea D12. Das Mittel wirkt nicht nur gegen Haarausfall, sondern auch gegen brüchiges und gespaltenes Haar.

Halsentzündung

Man spricht auch von Rachenkatarrh, wenn die Schleimhäute im Hals sich röten, die Mandeln anschwellen und Schmerzen beim Schlucken auftreten. Wichtig ist es, gleich bei den ersten Symptomen alle 5 Minuten 1 Tablette Ferrum phosphoricum D12 im Mund zergehen zu lassen. Wenn die Mandeln besonders betroffen sind, nimmt man alle 5 Minuten 1 Tablette Kalium phosphoricum D6. Wer in der kalten Jahreszeit ständig Halsprobleme hat, sollte jede Stunde 1 Tablette Kalium phosphoricum D6 im Wechsel mit Calcium phosphoricum D6 einnehmen.

Hämorrhoidalleiden

Die knotigen Erweiterungen der Adern im Bereich des unteren Mastdarms können schmerzhaft und lästig sein. Bei entzündeten Hämorrhoiden sollte man alle 30 Minuten 1 Tablette Ferrum phosphoricum D12 im Mund zergehen lassen. Bei starken Druckschmerzen, die ohne Entzündung entstehen, hilft Magnesium phosphoricum D6. Für die Einnahme empfiehlt es sich, alle 15 Minuten 1 Tablette in heißem Wasser aufzulösen. Wenn die Hämorrhoiden jucken oder brennen, ist Kalium phosphoricum D6 das Mittel der Wahl. Die Dosierung beträgt 6 Tabletten pro Tag (alle 2 bis 3 Stunden 1 Tablette).

Für die Langzeitbehandlung sollte man 3-mal täglich je 1 Tablette Silicea D12 im Wechsel mit Calcium fluoratum D12 einnehmen. Wichtig sind zudem eine ballaststofffreie Kost, möglichst viel und regelmäßig Bewegung und ausreichende Flüssigkeitszufuhr.

Antihämorrhoidenkur

Dazu nimmt man jeden Tag im Abstand von 2 Stunden 2 Tabletten mit Schüßler-Salzen ein. Beginn der Einnahme ist 1/2 Stunde vor dem Frühstück. Auch zu den anderen Mahlzeiten werden die Tabletten 30 Minuten vorher eingenommen. Der empfohlene Wochenplan: Montag: Calcium fluoratum D12; Dienstag: Silicea D12; Mittwoch: Natrium phosphoricum D6; Donnerstag: Calcium fluoratum D12; Freitag: Silicea D12; Samstag: Calcium fluoratum D12; Sonntag: Natrium phosphoricum D6.

Wenn die Hämorrhoiden entzündet sind und schmerzen, werden alle 2 Stunden 3 Tabletten empfohlen. Die wechselnde Anwendung der Mittel in diesem Fall: Montag: Ferrum phosphoricum D12; Dienstag: Calcium fluoratum D12; Mittwoch: Ferrum phosphoricum D12; Donnerstag: Calcium fluoratum D12; Freitag: Silicea D12; Samstag: Ferrum phosphoricum D12; Sonntag: Calcium fluoratum D12.

Hautjucken

Chronischer oder anfallartig auftretender Juckreiz der Haut kann auf unerkannte organische Krankheiten hinweisen, z. B. auf Nierenentzündungen, Zuckerkrankheit oder Gelbsucht. Es ist deshalb anzuraten, eine ärztliche Untersuchung vornehmen zu lassen. Schüßler-Salze sind auf jeden Fall eine hervorragende Begleittherapie. Hauptmittel ist Magnesium phosphoricum D6. In akuten Phasen sollte man davon stündlich 1 Tablette zu sich nehmen. Alten Menschen, deren Haut zu Juckreiz neigt, ist Calcium phosphoricum D12 zu empfehlen. Sie sollten täglich 1 bis 2 Tabletten davon vor den Mahlzeiten einnehmen. Wer zudem eine sehr trockene und raue Haut hat, kann sein Problem mit Calcium fluoratum D12 in den Griff bekommen. Die empfohlene Dosis beträgt 3-mal täglich 1 bis 2 Tabletten. Sie sollten vor dem Essen eingenommen werden. Wenn eine Übersäuerung vorliegt und der Verdacht besteht, diese könnte den Juckreiz hervorrufen, sollte man täglich 2-mal je 3 Tabletten Silicea D12 und Natrium phosphoricum D6 einnehmen. Wenn jedoch ein Leber-Gallenblasen-Leiden als Ursache diagnostiziert wird, empfehlen sich täglich 2-mal 3 Tabletten Natrium sulfuricum D6.

Heiserkeit

Wenn Heiserkeit im Gefolge eines Rachenkatarrhs auftritt, kann man ihr gut mit Kalium chloratum D6 und Kalium sulfuricum D6 begegnen. Man nimmt diese Mittel im

Wechsel ein: alle 30 Minuten 1 Tablette. Falls Heiserkeit durch Überanstrengung der Stimme hervorgerufen wurde, hilft Ferrum phosphoricum D12. Es sollte davon stündlich 1 Tablette eingenommen werden. Häufig werden die Stimmbänder auch bei starker Erschöpfung angegriffen, manchmal sogar gelähmt. In solchen Fällen ist das Ergänzungsmittel Kalium bromatum D6 anzuraten.

Herzbeschwerden

Ohne ärztliche Diagnose darf bei Herzerkrankungen keine Behandlung erfolgen. Schüßler-Salze sind aber eine gute Begleittherapie bei Beschwerden in diesem Bereich. Zur Unterstützung bei chronisch auftretendem Herzklopfen oder -rasen können vor allem Calcium phosphoricum D6, Kalium phosphoricum D6 und Magnesium phosphoricum D6 angewandt werden. Am besten im täglichen Wechsel jeweils alle 2 Stunden 2 Tabletten im Mund zergehen lassen. Bei einem akuten Auftreten wird die Dosis auf abwechselnd 2 Tabletten alle 10 Minuten erhöht. Außerdem empfiehlt es sich in solchen Fällen, 10 Tabletten Magnesium phosphoricum D6 (»Heiße Sieben«) in 1 Tasse mit heißem Wasser aufzulösen und schluckweise zu trinken. Danach sollte man bis zum Ende der akuten Beschwerden alle 10 Minuten 1 Tablette in heißem Wasser auflösen und trinken. Als Langzeittherapie zur Vorbeugung gegen Herzprobleme hat sich die Einnahme von 5-mal täglich 1 Tablette Kalium phosphoricum D12 bewährt.

Heuschnupfen

Er wird weder von Heu ausgelöst noch ist es ein wirklicher Schnupfen, hinter dem ja Viren stecken. Der sogenannte Heuschnupfen ist eine Störung des Immunsystems, die von der Medizin mit saisonaler allergischer Rhinitis bezeichnet wird. Bestimmte Abwehrzellen in den Nasenschleimhäuten reagieren überempfindlich auf bestimmte Blütenpollen. Das können bei jedem Menschen andere sein. Der Organismus wehrt sich mit seinem Abwehrsystem gegen diese an sich harmlosen Substanzen.

Die Therapie mit Schüßler-Salzen zielt auf eine Normalisierung des Immunsystems ab. Zur Vorbeugung sollten Pollenallergiker ab Januar täglich abwechselnd die folgende Rezeptur anwenden: je 3-mal täglich 2 Tabletten Ferrum phosphoricum D12 und 3-mal täglich 2 Tabletten Natrium chloratum D6. Im akuten Stadium: die beiden Mittel weiterhin im Wechsel einnehmen, aber alle 2 Stunden 3 Tabletten. Bei akuten Niesanfällen und asthmatischen Beschwerden hat es sich bewährt, alle 10 bis 15 Minuten 1 Tablette Magnesium phosphoricum D6 in heißem Wasser aufgelöst einzunehmen.

Hexenschuss

Dieser ins Kreuz fahrende Schmerz kann die Lendenwirbelsäule weitgehend blockieren. Der untere Teil des Rückens wird spürbar kalt. Man kann nicht mehr aufstehen. Zur Entlastung bleibt der Körper oft in »Schonhal-

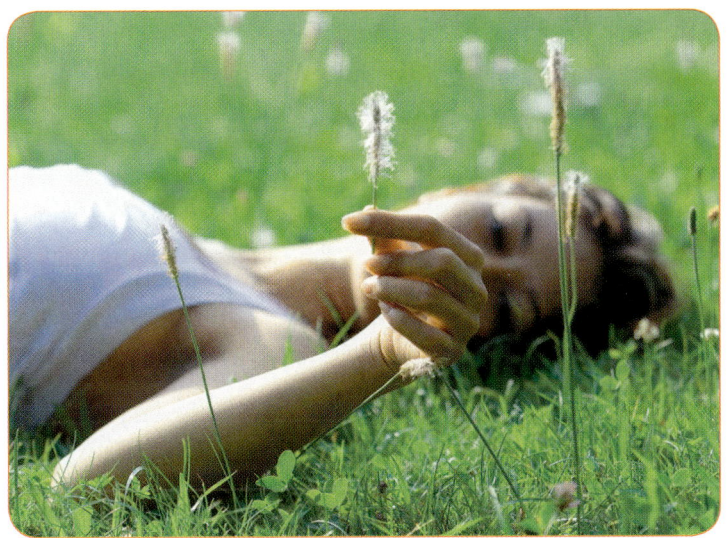

Blütenpollen lösen bei vielen Menschen Allergien aus. Dahinter steckt eine Immunschwäche. Mineralstoffmangel kann die Ursache sein.

tung« vornübergeneigt und kann nicht mehr aufgerichtet werden. Oft ist eine falsche Bewegung der Auslöser. Sie führt dazu, dass die Wirbelgelenke blockieren. Manchmal sind auch Unterkühlung oder langes Sitzen schuld. Selbst psychische Spannungen können einen Hexenschuss verursachen. Typisch ist die krampfartige Verspannung der Muskeln im unteren Rücken. Sie tritt schlagartig ein und ist das zentrale Problem: Ehe sie nicht wieder gelöst ist, lassen die Schmerzen nicht nach. Man nimmt beim ersten Auftreten alle 10 Minuten 1 Tablette Ferrum phosphoricum D12. Dazu nimmt man bei starken Schmerzen alle

5 Minuten 1 Tablette Magnesium phosphoricum D6 in 1 Tasse mit heißem Wasser aufgelöst ein oder greift zur »Heißen Sieben« (siehe Seite 40f.). Bei Senioren hat sich die Anwendung von Calcium phosphoricum D6 bewährt; man gibt alle 15 bis 30 Minuten 1 Tablette.

Hitzewallungen

Mit dem Nachlassen der Östrogenproduktion in der Menopause (Wechseljahre, Klimakterium) kommt es bei vielen Frauen zu Herz- und Kreislaufbeschwerden mit Nervosität und Hitzewallungen. Auch Männer können davon betroffen sein. Das »starke Geschlecht« wird ebenfalls durch nachlassende oder schwankende Ausschüttung von Hormonen in die Blutbahn geplagt: Herzprobleme (Infarktgefahr) und Depressionen treten sehr häufig auf.
Von den Schüßler-Salzen hat sich Ferrum phosphoricum D12 zur Behandlung als am besten geeignet erwiesen. Die Dosierung: 6-mal täglich 1 Tablette bei den ersten Anzeichen einnehmen und diese Therapie über einen langen Zeitraum bis zum Abklingen der Beschwerden fortführen.

Husten

Bei den ersten Anzeichen eines Hustens nimmt man 6-mal täglich 1 Tablette Kalium chloratum D6. Verstärkt sich der Husten, erhöht man die Dosis auf 6-mal täglich 2 Tabletten und alle 15 Minuten 1 Tablette Ferrum phosphoricum D12. Wer unter rasselndem Husten leidet, sollte

6-mal täglich 1 bis 2 Tabletten Kalium sulfuricum D6 einnehmen. Bei zähem Auswurf empfiehlt sich die Einnahme von 6-mal täglich 1 bis 2 Tabletten Natrium sulfuricum D6. Ein trockener, schmerzhafter Husten wird am besten mit stündlich 1 Tablette Ferrum phosphoricum D12 behandelt. Bei nächtlichem trockenem Krampfhusten, bei dem es zu keinem Auswurf kommt, nimmt man alle 10 Minuten 1 Tablette Magnesium phosphoricum D6 in heißem Wasser aufgelöst ein.

Insektenstiche

Insektenstiche können sehr schmerzhaft sein und sollten schnell behandelt werden: Sofort nach dem Einstich die betroffene Stelle mit Spucke oder Wasser anfeuchten und darauf 1 Tablette Natrium chloratum D6 verreiben. Ergänzt wird diese Behandlung durch Einnahme von Natrium chloratum D6: alle 30 Minuten 1 Tablette.

Ischiasbeschwerden

Die Hauptursache von Ischiaserkrankungen sind Abnutzungen der unteren Bandscheiben. Diese Knorpelpuffer zwischen den Wirbeln verlieren mit zunehmendem Alter an Elastizität. Außerdem werden sie durch die Abnutzung flacher. Dadurch lockern sich die Bänder, die unsere Wirbel zusammenhalten. Sie sind nicht mehr straff gespannt. In der Folge können sich die Wirbel verschieben und so auf die Nervenwurzeln des Ischiasnervs drücken. Die

Schmerzen können höllisch sein, vor allem wenn die Nerven sich durch die Quetschung auch noch entzünden. Im akuten Fall können Schüßler-Salze Erleichterung bringen, aber natürlich keine Heilung bewirken. Bei einschießendem Schmerz empfiehlt es sich, alle 15 Minuten 1 Tablette Kalium phosphoricum D6 im Wechsel mit 1 Tablette Magnesium phosphoricum D6 einzunehmen. Sind die Schmerzen andauernd, krampfartig und bessern sich bei Wärmezuführung, sollte man zur »Heißen Sieben« greifen: 5 bis 10 Tabletten Magnesium phosphoricum D6 in 1/2 Glas heißen Wassers auflösen und langsam schlürfen. Dann alle 15 Minuten 1 Tablette langsam im Mund zergehen lassen, bis die Schmerzen abgeklungen sind.

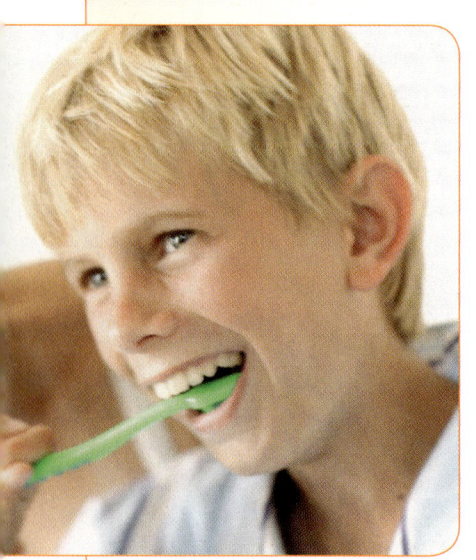

Juckreiz

Diese lästigen Beschwerden können durch Neurodermitis hervorgerufen werden oder auch vorübergehende Begleiterscheinungen hormoneller Abläufe im Körper darstellen. Bei manchen Frauen ge-

Putzen reicht oft nicht – Mineralstoffe nach Schüßler unterstützen die Zahngesundheit.

hören sie zum prämenstruellen Syndrom (PMS). Menschen mit zu hohen Blutzuckerwerten leiden ebenfalls oft unter Juckreiz. Schließlich können auch Pilze (Fußpilz) die Ursache sein. Schüßler-Salze vermögen die Beschwerden zu lindern. Anwendung: stündlich 1 Tablette Magnesium phosphoricum D6 im Wechsel mit 1 Tablette Silicea D12 einnehmen. Bei abklingenden Beschwerden kann die Dosis auf 6 Tabletten täglich reduziert werden.

Karbunkel

Wenn mehrere Furunkel dicht beieinander liegen, bilden sie einen Karbunkel. Der Eiter tritt an verschiedenen Stellen aus. Oft kommt es zu Lymphknotenschwellungen. Ein solcher Karbunkel gehört in medizinische Behandlung. Sie können die Therapie Ihres Arztes unterstützen, indem Sie im Wechsel alle 15 Minuten 1 Tablette mit den folgenden Salzen einnehmen: Calcium fluoratum D12, Kalium phosphoricum D6 und Natrium sulfuricum D6.

Karies

Zur Unterstützung einer Kariesbehandlung durch den Zahnarzt und zur Vorbeugung nimmt man 3-mal täglich 2 Tabletten Calcium fluoratum D12.

Kehlkopfentzündung

Diese auch als Kehlkopfkatarrh (Laryngitis) bezeichnete Erkrankung kann äußerst hartnäckig sein und manchmal sogar chronisch werden. Deshalb sollte man sie unter keinen Umständen auf die leichte Schulter nehmen. Schon bei den allerersten Anzeichen lässt man daher wechselweise alle 15 Minuten 1 Tablette der folgenden Schüßler-Salze langsam im Mund zergehen: Ferrum phosphoricum D12, Natrium phosphoricum D6 und Kalium chloratum D6.

Keuchhusten

Die Behandlung mit Schüßler-Salzen sollte sofort beim ersten Verdacht auf Keuchhusten erfolgen, auch wenn die Symptome zunächst vielleicht noch unklar sind. Parallel dazu muss aber unbedingt ein Hals-Nasen-Ohren-Arzt konsultiert werden, um eine eindeutige Diagnose zu bekommen. Das erste Mittel sollte Ferrum phosphoricum D12 sein. Man nimmt alle 15 Minuten 1 Tablette ein und lässt sie im Mund zergehen. Sehr gut bewährt hat sich gleich zu Anfang auch die »Heiße Sieben«: 5 bis 10 Tabletten Magnesium phosphoricum D6 in 1/2 Glas heißem Wasser auflösen und schluckweise trinken. Im fortgeschrittenen Stadium nimmt man bei dicklichem, hellem Auswurf stündlich 1 Tablette Kalium chloratum D6 und lässt sie im Mund zergehen. Kindern, die einen eiweißartigen Auswurf haben, gibt man stündlich 1 Tablette Calcium phosphoricum D6 zum Lutschen. Bei einem gelblich schleimigen Auswurf hat sich Kalium sulfuricum D6 bewährt. Man nimmt pro Stunde 1 Tablette ein.

Kieferhöhlenvereiterung

Natürlich gehört eine solche Erkrankung in die Hand des fachkundigen Arztes. Dennoch muss man selbst keineswegs untätig auf Heilung warten. Mit Schüßler-Salzen lässt sich die Therapie des HNO-Arztes wirksam unterstützen: Man nimmt 3-mal täglich 2 Tabletten Kalium sulfuricum D6 und 3-mal täglich 2 Tabletten Calcium sulfuricum D6 im Wechsel ein. Eine ebenfalls bewährte Therapievariante ist die Anwendung von Kalium phosphoricum D6 im Wechsel mit Calcium fluoratum D12 und Silicea D12. Von diesen Mitteln nimmt man täglich je 5 bis 6 Tabletten über mehrere Wochen hinweg ein.

Koliken

Bei krampfartigen, anfallartigen Beschwerden im Bereich des Verdauungstrakts (Magen, Darm, Nieren, Leber und Gallenblase) ist Magnesium phosphoricum D6 das Mittel der Wahl. Sehr gut bewährt hat sich die Einnahme der Tabletten in etwas heißem Wasser gelöst, alle 3 bis 5 Minuten. Bei nachlassenden Schmerzen und Krämpfen kann die Einnahme alle 15 bis 30 Minuten erfolgen, bis zum gänzlichen Abklingen.

Wenn Blähungen und Verstopfung im Spiel sind, hilft Natrium sulfuricum D6. Man nimmt alle 5 Minuten 1 Tablette. Wenn Bauchkoliken mit kaltem Schweiß einhergehen, ist Kalium phosphoricum D6 das geeignete Mittel. Auch davon sollte man zunächst alle 5 Minuten 1 Tablette einnehmen und bei einsetzender Wirkung die Abstände etwas vergrößern.

Kopfschmerz

Diese weit verbreitete Störung unseres Befindens kann viele Ursachen haben: Stress, Verspannungen, prämenstruelles Syndrom, Verdauungsprobleme, schlechte Durchblutung des Gehirns, Infektionen besonders im Nasen- und Rachenbereich usw. Die Erkrankung hinter dem Kopfschmerz zu finden, bietet die beste Chance auf Heilung. Zur Linderung des Kopfschmerzes können Schüßler-Salze eine ganze Menge beitragen. Sind die Beschwerden mit Übelkeit und Blutandrang im Gehirn verbunden, mit Schwindel und drückenden Schmerzen, die sich von der Stirn zum Hinterkopf ziehen, sollte man alle 15 Minuten 1 Tablette Ferrum phosphoricum D12 einnehmen. Gegen nervöse Kopfschmerzen mit schlechtem Schlaf und Reizbarkeit hilft Natrium chloratum D6, alle 15 Minuten 1 Tablette. Bei plötzlich stechend einschießenden Schmerzen mit Funken vor den Augen sollte zu Magnesium phosphoricum D6 gegriffen werden. Dosis: alle 15 Minuten 1 Tablette in 1/2 Glas heißen Wassers gelöst einnehmen. Wer nach geistiger Überarbeitung Kopfschmerzen bekommt, für den ist Silicea D12 das richtige Mittel: pro Stunde 1 Tablette. Wenn die Kopfschmerzen im Zusammenhang mit Verdauungsstörungen auftreten, hilft Natrium sulfuricum D6. Man lässt stündlich 1 Tablette im Mund zergehen. Gegen Katerkopfschmerzen mit saurem Aufstoßen hat sich Natrium phosphoricum D6 bewährt: alle 30 Minuten 1 Tablette im Mund zergehen lassen.

Kraftlosigkeit

Nach schweren Krankheiten ist der Organismus oft sehr geschwächt. Um ihm zu neuer Vitalität zu verhelfen, setzt man Calcium phosphoricum D6 ein: 6-mal täglich 2 Tabletten im Mund zergehen lassen, bis die alte Spannkraft wieder erreicht ist.

Krampfadern

Krampfadern sehen häufig recht hässlich aus mit ihren dicken bläulichen Knoten, und sie sind auch nicht ungefährlich, denn bei starker Ausprägung kann es zu Blutstauungen und Ödemen kommen. Hauptgrund für dieses Leiden ist neben ererbter Bindegewebsschwäche Bewegungsmangel. Bei fortgeschrittenem Leiden (Varikose) kommt es zu Symptomen wie Schweregefühl in den Beinen, nächtlichen Wadenkrämpfen, Schwellungen besonders im Knöchelbereich und Hautverfärbungen.

Von den Schüßler-Salzen ist vor allem Calcium fluoratum D12 zur Bekämpfung der Krampfadern geeignet, dazu Silicea D12. Diese beiden Tabletten im Wechsel je 3-mal täglich über längere Zeit hinweg einnehmen. Bei Krampfaderblutungen und Venenentzündungen nimmt man alle 5 Minuten 1 Tablette Ferrum phosphoricum D12 ein.

Kur gegen Krampfadern

Sehr bewährt hat sich die folgende Wochenkur: Von den genannten Tabletten werden dabei alle 3 Stunden je 2 Stück möglichst 1/2 Stunde vor der Nahrungsaufnahme eingenommen: Montag: Silicea D12; Dienstag: Calcium fluoratum D12; Mittwoch: Natrium phosphoricum D6; Donnerstag: Silicea D12; Freitag: Calcium fluoratum D12; Samstag: Natrium phosphoricum D6; Sonntag: Silicea D12. Wenn die Krampfadern entzündet sind und starke Schmerzen verursachen, sieht eine empfehlenswerte Wochenkur so aus: Montag: Ferrum phosphoricum D12; Dienstag: Calcium fluoratum D12; Mittwoch: Ferrum phosphoricum D12; Donnerstag: Calcium fluoratum D 12; Freitag: Silicea D12; Samstag: Ferrum phosphoricum D12.

Krämpfe (Spasmen)

Bei allen krampfartigen Beschwerden ist Magnesium phosphoricum D6 das Mittel der Wahl. Beim ersten Auftreten eines Krampfs empfiehlt sich die Zubereitung der »Heißen Sieben« (siehe Seite 40f.).

Danach sollten alle 5 bis 15 Minuten, je nach Art der Krämpfe, die folgenden Kombinationen bis zum Abklingen der Beschwerden eingenommen werden. Bei Nerven- und Muskelkrämpfen: Magnesium phosphoricum D6 im Wechsel mit Kalium phosphoricum D6. Bei Krämpfen in den Beinen (Unterschenkeln): Magnesium phosphoricum D6 im Wechsel mit Kalium sulfuricum D6. Bei Krämpfen, die vor allem nachts beim Schlafen auftreten: Silicea D12 mindestens 6-mal am Tag.

Kropf (Struma)

Bei einer krankhaft vergrößerten Schilddrüse hat Dr. Schüßler als wichtigstes Mittel immer wieder Magnesium phosphoricum D6 verordnet. Am Erfolg versprechendsten ist die Einnahme von täglich 6 Tabletten, die jeweils in etwas heißem Wasser gelöst werden. Einen harten, knotigen Kropf behandelt man zusätzlich mit Calcium fluoratum D12. Davon sollte man 3-mal täglich 1 Tablette über lange Zeit hinweg einnehmen.

Krupp

Bei dieser Atemwegserkrankung unterscheidet man zwischen dem echten Krupp und einem Pseudokrupp. Beim echten Krupp, der unbedingt in ärztliche Behandlung gehört, können Schüßler-Salze eine gute Unterstützung darstellen. Zur Einnahme empfiehlt sich Calcium fluoratum D12 im Wechsel mit Kalium phosphoricum D6 und mit Natrium chloratum D6. Dosis: alle 15 bis 30 Minuten 1 Tablette im Mund zergehen lassen.

Beim sogenannten Pseudokrupp behandelt man am besten mit Kalium chloratum D6 im Wechsel mit Calcium phosphoricum D12. Auch hier empfiehlt sich die Einnahme von je 1 Tablette alle 15 bis 30 Minuten. Wenn starke

Kurzatmigkeit auftritt, sollte man zusätzlich noch Natrium chloratum D6 einsetzen und davon alle 1/2 Stunde 1 Tablette einnehmen.

Lähmungen

Wirklich heilen kann sie allenfalls der Arzt. Dennoch können Schüßler-Salze zusätzlich hilfreich sein. Die wichtigsten Mittel sind Magnesium phosphoricum D6 und Kalium phosphoricum D6. Bei Taubheitsgefühlen und bei Kribbeln hat sich außerdem Calcium phosphoricum D12 bewährt. Davon nimmt man täglich 6-mal 1 Tablette. Magnesium phosphoricum D6 wird in der gleichen Dosierung eingenommen, die Tabletten werden aber jedesmal in etwas heißem Wasser aufgelöst. Calcium phosphoricum D6 sollte man 5-mal täglich über einen längeren Zeitraum hinweg einnehmen.

Leberschutz

Für die Leber, unser großes Ausscheidungs- und Entgiftungsorgan, sind Schüßler-Salze bestens zur Regeneration und als vorbeugender Schutz geeignet. Hierfür nimmt man täglich 6-mal 1 Tablette Kalium sulfuricum D6 ein. Bei Leberstauung hat sich eine Therapie mit Natrium sulfuricum D6 bewährt. Dosis: 6-mal täglich 1 Tablette. Wenn Druck auf der Leber lastet, sollte man 6-mal täglich 1 Tablette Kalium phosphoricum D6 langsam im Mund zergehen lassen.

Lidrandentzündung

Gegen Entzündung und Rötung 6-mal täglich 1 Tablette Ferrum phosphoricum D12 einnehmen. Wenn die Lider verklebt sind, im Wechsel Ferrum phosphoricum D12 und Natrium phosphoricum D6 anwenden. Bei Vereiterungen hilft 4-mal täglich 1 Tablette Silicea D12.

Lungenblähung (Lungenemphysem)

Meist entsteht eine Vergrößerung oder Überblähung der Lungenbläschen im Gefolge einer chronischen Bronchitis. Durch den ständigen Druck beim Husten und nachfolgende Entzündungen reißen die überdehnten Lungenbläschen ein und verschmelzen mit Nachbarbläschen zu immer größeren geschädigten Arealen. Die Oberfläche der Lunge wird dadurch kleiner, und es kommt zu Kurzatmigkeit, Atemnot und oft auch zu einer Herzschwäche. Lungenemphysempatienten können die Therapie ihres behandelnden Arztes durch Langzeitanwendung von Silicea D12 im Wechsel mit Calcium fluoratum D6 unterstützen. Empfohlene Dosis: täglich insgesamt 6 Tabletten im Mund zergehen lassen.

Lungenentzündung (Pneumonie)

Auch bei dieser Erkrankung können Schüßler-Salze die ärztliche Therapie unterstützen. Am Anfang nimmt man das entzündungshemmende Ferrum phosphoricum D12 zusammen mit Kalium phosphoricum D6 ein. Letzteres hat sich vor allem gegen das hohe Fieber bewährt. Dosis: alle 15 Minuten je 1 Tablette. Bei heftigem Auswurf kommt Kalium chloratum D6 zum Einsatz, alle 1/2 Stunde 1 Tablette. Zur Nachbehandlung empfiehlt sich noch über Monate Calcium phosphoricum D6 und Natrium chloratum D6, je 3 Tabletten täglich.

Magenkatarrh → Gastritis

Magengeschwür (Ulcus ventriculi)

Dieses meist langwierige Leiden braucht auch eine Langzeitbehandlung. Neben den ärztlich verordneten Medikamenten helfen Kalium phosphoricum D6 und Natrium phosphoricum D6, wenn im akuten Stadium alle 10 Minuten 1 Tablette im Wechsel eingenommen wird. Wenn das Geschwür blutet, sollte noch alle 15 Minuten zusätzlich Ferrum phosphoricum D12 eingenommen werden. Nach Abheilung werden über den Tag verteilt abwechselnd je 2 Tabletten Kalium phosphoricum D6, Calcium phosphoricum D6 und Natrium phosphoricum D6 empfohlen. Diese Anwendung sollte noch über mindestens 3 Monate beibehalten werden.

Magensäureüberschuss (Sodbrennen)

Gerade nach fettem Essen bekommt man leicht Sodbrennen, denn diese Speisen bleiben lange im Magen liegen. Es wird sehr viel Magensäure gebildet. Der Druck des Schließ-

Sodbrennen nicht unterschätzen!

Wenn mehrmals im Monat oder gar innerhalb einer Woche Sodbrennen auftritt, sollte man sich an seinen Hausarzt wenden. Wenn Symptome wie Völlegefühl, Schmerzen oder Schluckstörungen dabei auftreten, muss man der Sache spätestens nach 14 Tagen auf den Grund gehen. Gelegentliches Sodbrennen ist dagegen harmlos. Es tritt bei 30 bis 40 % der Bevölkerung etwa einmal im Monat auf. Man kann Sodbrennen übrigens auch ziemlich leicht mit anderen Beschwerden verwechseln, denn Herzkranzgefäße, Speiseröhre und Bronchien werden vom gleichen vegetativen Nervengeflecht versorgt. Brennen hinter dem Brustbein kann deshalb auch ein Hinweis auf Angina pectoris sein. Wenn keine Herzerkrankung vorliegt und solche Schmerzen auftreten, gehört der Patient in die Hand eines Gastroenterologen. Gegen Sodbrennen gibt es ein paar recht wirksame Hausmittel: viel warmen Kamillentee trinken oder kohlensäurefreies Mineralwasser. Auch ein Glas lauwarmes Leitungswasser morgens vor dem Frühstück kann helfen, die Magensäure zu verdünnen.

Spezialmittel gegen Sodbrennen – Milch mit Schwarzkümmelöl: Dazu 5 Teelöffel Schwarzkümmelöl in 1/2 Liter warmer Milch verrühren, mit 2 bis 3 Esslöffeln Honig süßen. Vor den Mahlzeiten 2 bis 3 Esslöffel davon einnehmen. Das beruhigt den Magen und lässt Sodbrennen abklingen.

muskels am Mageneingang erschlafft irgendwann, und es kommt zum Reflux (Rückfluss) des Mageninhalts und damit zu Sodbrennen. Auch nach zu viel Süßem tritt oft

Sodbrennen auf, denn Süßigkeiten sind starke Saftlocker. Gleichzeitig passieren sie den Magen aber ziemlich rasch. Die starke Magensaftbildung geht trotzdem noch eine Weile weiter, so dass außer sehr saurem Saft fast nichts im Magen ist.

Sodbrennen kann gefährliche Folgen haben: Wenn es durch starkes Sodbrennen zu Entzündungen an der Schleimhaut der Speiseröhre kommt, medizinisch Reflux-ösophagitis genannt, können Blutungen und Geschwüre auftreten. Durch die Vernarbung entsteht dann manchmal auch eine Verengung der Speiseröhre. Bei zu viel Magensäure hilft Natrium phosphoricum D6. Unmittelbar nach jedem Essen sollten 2 bis 3 Tabletten eingenommen werden. Auch Magnesium phosphoricum D6 ist ein geeignetes Mittel bei einer Übersäuerung des Magens. Die Anwendung ist die gleiche. Man kann beide Mittel auch kombinieren oder im Wechsel einsetzen.

Magenschmerzen

Magenschmerzen können die unterschiedlichsten Ursachen haben. Sie treten oft nach schwerem oder zu hastigem Essen auf. Auch säurereiche Speisen und Getränke können Beschwerden (Sodbrennen) verursachen. Bei unklaren Magenschmerzen helfen Ferrum phosphoricum D12 und Magnesium phosphoricum D6. Man nimmt die Tabletten abwechselnd in kurzen Abständen von 5 bis 10 Minuten, bis die Beschwerden abgeklungen sind.

Mandelentzündung

Bei akuter, aber auch bei chronischer Mandelentzündung sollte Natrium phosphoricum D6 abwechselnd mit Ferrum phosphoricum D12 eingenommen werden. Die Tabletten langsam im Mund zergehen lassen. Dosierung: alle 15 Minuten 1 Tablette. Bei hohem Fieber zusätzlich Kalium phosphoricum D6. Dosierung hier: alle 10 Minuten 1 Tablette. Außerdem im chronischen Fall über einen langen Zeitraum Magnesium phosphoricum D6 in heißem Wasser aufgelöst. Dosierung: täglich 4 bis 6 Tabletten. Wenn die Mandeln vereitert sind, nimmt man alle 15 Minuten 1 Tablette Silicea D12. Sollten die Mandeln sich verhärten, ist das richtige Mittel Calcium fluoratum D12. Es wird 3-mal täglich 1 Tablette über lange Zeit hinweg eingenommen.

Masern

Diese ansteckende Krankheit muss vom Arzt behandelt werden. Nach Absprache mit dem Mediziner können Schüßler-Salze ergänzend eingesetzt werden. Zu Beginn der Erkrankung sollte man den Entzündungshemmer Ferrum phosphoricum D12 abwechselnd mit Kalium chloratum D6 einnehmen. Die Dosierung: jeweils alle 30 Minuten 1 der beiden Tabletten einnehmen.

Wenn hohes Fieber dazukommt, sollte man etwa alle 15 Minuten 1 Tablette Kalium phosphoricum D6 zusätzlich im Mund zergehen lassen. Wenn sich die Haut

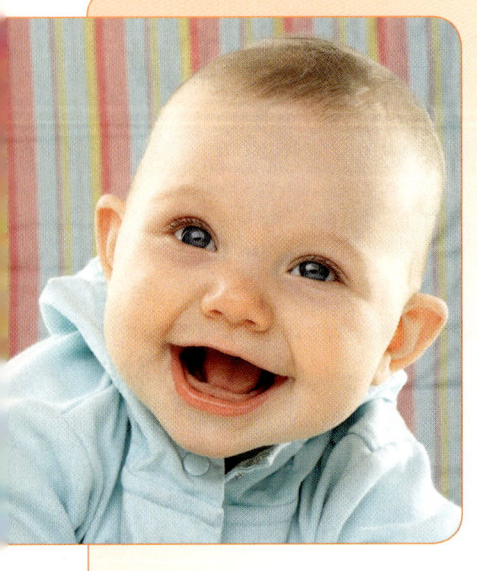

Babys haben oft eine sehr empfindliche Haut und bekommen Milchschorf, eine Form der Neurodermitis. Hier hilft Salz Nr. 9, Natrium phosphoricum.

schuppt: im Abstand von 30 Minuten 1 Tablette Kalium sulfuricum D6 einnehmen. Nach Abklingen der Krankheit ist eine Nachbehandlung erforderlich: Einige Monate lang sollte man pro Tag 3 Tabletten Natrium chloratum D6 im Wechsel mit 3 Tabletten Calcium phosphoricum D6 einnehmen.

Milchschorf

Hierbei handelt es sich um die bei Kleinkindern häufige Form einer Neurodermitis. Sie zeigt sich in schuppenden gelblichen, zum Teil nässenden Flecken am Kopf und im Gesicht. Bei den meisten Kindern verschwinden diese im zweiten Lebensjahr wieder. Hilfreich kann eine Ernährungsumstellung der stillenden Mutter oder ein Wechsel des Milchpräparats sein. Natrium phosphoricum D12 kommt zur unterstützenden Behandlung infrage. Täglich 6 Tabletten in Tee gelöst eingeben.

Mundschleimhautentzündung

Zusätzlich zu regelmäßigen Mundspülungen mit gelöstem Ferrum phosphoricum D12 lässt man alle 15 Minuten 1 Tablette Ferrum phosphoricum D12 im Mund zergehen. Für die Mundspülung werden 2 bis 3 Tabletten Ferrum phosphoricum D12 in warmem Wasser aufgelöst. Die Spülungen sollten in Abständen von 30 Minuten erfolgen. Wenn schlechter Mundgeruch infolge der Entzündung auftritt, lutscht man alle 15 Minuten 1 Tablette Kalium phosphoricum D6, die Mundspülungen werden, wie oben beschrieben, durchgeführt.

Muskelschwäche

Hinter Muskelschwäche können verschiedene schwerwiegende Ursachen stecken: lange Bettlägerigkeit, Nervenschädigungen, Polyneuropathie, Blutarmut, Rückenmarkstumoren, multiple Sklerose. Deshalb ist bei auftretendem Muskelschwund ärztliche Behandlung erforderlich. Zur Unterstützung können die Schüßler-Salze Kalium phosphoricum D6 und Calcium phosphoricum D6 eingesetzt werden. Die Dosis beträgt insgesamt mindestens 6 Tabletten täglich im Wechsel.

Muskelverhärtung

Hier kommt Calcium fluoratum D12 zum Einsatz. Man nimmt 3-mal täglich 1 Tablette. Vor allem Beschwerden an Schultern und Oberarmen werden dadurch gelindert.

Nackenschmerzen

Nackenschmerzen sind häufig durch Muskelverspannungen verursacht. Manchmal kann die Verhärtung der Muskeln mit den Fingern ertastet werden. Der Grund für die Verspannungen kann eine starke Unterkühlung (Zug) sein oder eine falsche Lagerung des Kopfs im Schlaf. Zur Linderung trägt die Einnahme von Natrium phosphoricum D6 im Wechsel mit Silicea D12 bei. Dosierung: täglich mindestens 6 Tabletten.

Nagelbettentzündung

Wenn die Umgebung des Nagels geschwollen und gerötet ist, entstehen oft sehr unangenehme, klopfende Schmerzen, die auf eine tief gehende Vereiterung hindeuten. In solchen Fällen sollten Sie unbedingt zum Arzt gehen. Im akuten Fall kann Ferrum phosphoricum D12 im Wechsel mit Silicea D12 die Abheilung wirksam unterstützen. Man nimmt alle 10 Minuten 1 Tablette. Wenn die Entzündung chronisch verläuft, täglich abwechselnd je 3-mal 2 Tabletten Kalium chloratum D6, Silicea D12 und Calcium fluoratum D12 einnehmen.

Nasenbluten

Platzt ein kleines Blutgefäß in der Nasenscheidewand, kommt es zu Nasenbluten. Auslöser kann heftiges Schnäuzen sein oder eine Schädigung der Nasenschleimhaut. Auch Herz-Kreislauf-Erkrankungen oder Blutgerinnungsstörungen können dahinterstecken. Im akuten Fall den Kopf nach vorne beugen, vorsichtig schnäuzen und dann die Nasenflügel fest zusammenpressen. Zur Gesundung der Schleimhaut gibt man Kindern, schwachen und alten Menschen 6-mal täglich 1 Tablette Kalium phosphoricum D6. Wenn das Blut nur schlecht gerinnt, nimmt man 6-mal täglich 1 Tablette Natrium chloratum D6. Bei dickem und dunkel gefärbtem Blut ist die konsequente Einnahme von 6-mal täglich 1 Tablette Kalium chloratum D6 die richtige Hilfe.

Nasenpolypen

Diese traubenförmigen Gebilde aus geschwollener Schleimhaut ragen aus den Nebenhöhlen in die Nasenhöhle hinein. Ursachen sind vor allem chronische Entzündungen, z. B. infolge von Allergien. Zur Eindämmung eignet sich Calcium phosphoricum D6. Man nimmt 3-mal täglich 2 Tabletten ein. Sind die Polypen ausgesprochen schleimig, hilft am zuverlässigsten Kalium chloratum D6 in der gleichen Dosierung.

Nervenentzündung

Beim Auftreten der ersten Beschwerden sollten Sie Ferrum phosphoricum D12 im Wechsel mit Kalium phosphoricum D6 einnehmen: etwa alle 10 Minuten 1 Tablette. Wenn Lähmungserscheinungen auftreten, nimmt man zusätzlich zur ärztlichen Behandlung Kalium phosphoricum D6 und

Magnesium phosphoricum D6 ein. Dosierung: alle 10 Minuten 1 Tablette.

Nervosität

Dieses weit verbreitete Leiden kann mit Schüßler-Salzen erfolgreich angegangen werden. Kalium phosphoricum D6 und Calcium phosphoricum D6 sind die geeigneten Mittel. Dosierung: 6-mal täglich 2 Tabletten im Wechsel. Wenn Nervenschmerzen auftreten, sollte Magnesium phosphoricum D6 als »Heiße Sieben« (siehe Seite 40f.) eingenommen werden. Kommen Erschöpfung und Schwäche dazu, ist Silicea D12 das richtige Mittel. Man nimmt 3-mal täglich 2 Tabletten ein.

Neuralgien

Die am häufigsten auftretenden Nervenschmerzen sind die des Trigenimusnervs (Gesichtsnerv). Es handelt sich dabei um einschießende, anfallsweise, manchmal nur Sekunden, manchmal bis zwei Minuten dauernde sehr starke Schmerzattacken. Sie können beim Kauen, Essen oder beim Sprechen auftreten. Ansonsten sind Nervenschmerzen eher selten. Wenn sie sich melden, sind sie äußerst heftig, elektrisierend und stechend. Mit Schüßler-Salzen hat man geeignete Mittel für eine gute Begleittherapie. Man nimmt abwechselnd Kalium phosphoricum D6, Magnesium phosphoricum D6 und Calcium phosphoricum D6 ein. Die Dosierung: von jeder Tablette pro Tag 3 Stück.

Das Nervennetz des Körpers

Der menschliche Körper hat zwischen 30 und 40 Milliarden Nervenzellen. Zwei Drittel davon (rund 25 Milliarden) befinden sich allein im Gehirn. Jede menschliche Nervenzelle ist mit etwa 25 000 anderen Nervenzellen direkt verbunden. Die Leistung einer solchen einzelnen Zelle ist unvorstellbar groß: Sie verarbeitet zehn Milliarden Informationssignale in einer einzigen Sekunde. Die Leitungsgeschwindigkeiten sind dennoch niedriger als beim elektrischen Strom. Sie erreichen im Durchschnitt etwa das Tempo eines schnellen Autos: In den Empfindungsnerven, z. B. der Haut, beträgt die Leitungsgeschwindigkeit 15 bis 40 Meter pro Sekunde (= 54 bis 144 Kilometer pro Stunde). Die Bewegungsnerven (Muskulatur) erreichen Leitungsgeschwindigkeiten von 50 bis 120 Meter pro Sekunde (180 bis 432 Kilometer pro Sekunde). Das Nervensystem reguliert die Funktion aller Organe und verbindet außerdem ihre Leistungen zu einer aufeinander abgestimmten Einheit. Dieses »Internet« des menschlichen Körpers besteht aus kleinen und größeren Leitungsbahnen, die insgesamt eine Länge von rund einer Million Kilometern erreichen.

Nierenbeckenentzündung

Sobald erste Symptome wie Fieber, Schmerzen beim Wasserlassen, Rückenschmerzen im Nierenbereich, Leibschmerz, Brechreiz und Kopfschmerzen auftreten, muss der Arzt aufgesucht werden. Als zusätzliche Hilfe kann eine Therapie mit Schüßler-Salzen dienen. Alle 10 Minuten wird 1 Tablette Ferrum phosphoricum D12 eingenommen und bei Fieber zusätzlich alle 30 Minuten 1 Tablette Kalium phosphoricum D6. Wenn die Entzündung zurückgegangen ist, sollte man abwechselnd alle 1/2 Stunde 1 Tablette Kalium chloratum D6 und Natrium sulfuricum D6 einnehmen. Bei einer chronischen Nierenbeckenentzündung nimmt man langfristig 3-mal täglich 2 Tabletten Kalium sulfuricum D6, Natrium phosphoricum D6 und Natrium sulfuricum D6 im Wechsel ein. Wird die Entzündung von Schmerzattacken begleitet, hilft die »Heiße Sieben« (siehe Seite 40f.).

Nierensteine, Nierengrieß

Auch hier kann neben ärztlicher Behandlung eine Selbsthilfe mit Schüßler-Salzen durchgeführt werden. Geeignete Mittel dazu sind: Silicea D12, Natrium phosphoricum D6, Natrium sulfuricum D6. Es empfiehlt sich, die Mittel jeden Tag zu wechseln und sie in der Dosierung von täglich 6 Tabletten einzunehmen.

Nierenkolik

Die Symptome sind recht eindeutig: einseitiger, wellenförmig verlaufender, heftiger Schmerz in der Seite, der oft bis zur Blase ausstrahlt. Oft kommen Schweißausbrüche, Übelkeit und Erbrechen dazu. Auslöser ist ein abgehender Nierenstein, der plötzlich einen Harnleiter blockiert. Darauf folgende heftige Bewegungen der Harnleitermuskulatur lösen dann die Schmerzen aus. Von den Schüßler-Salzen hilft – akut und unterstützend – die »Heiße Sieben« (siehe Seite 40f.).

Ohrenentzündungen

Man sollte immer zum Arzt gehen, wenn eine Krankheit am Ohr auftritt, aber mit Schüßler-Salzen kann man eine Reihe solcher Erkrankungen begleitend günstig beeinflussen. Eine Entzündung im Mittelohr behandelt man mit Ferrum phosphoricum D12 abwechselnd mit Kalium chlo-

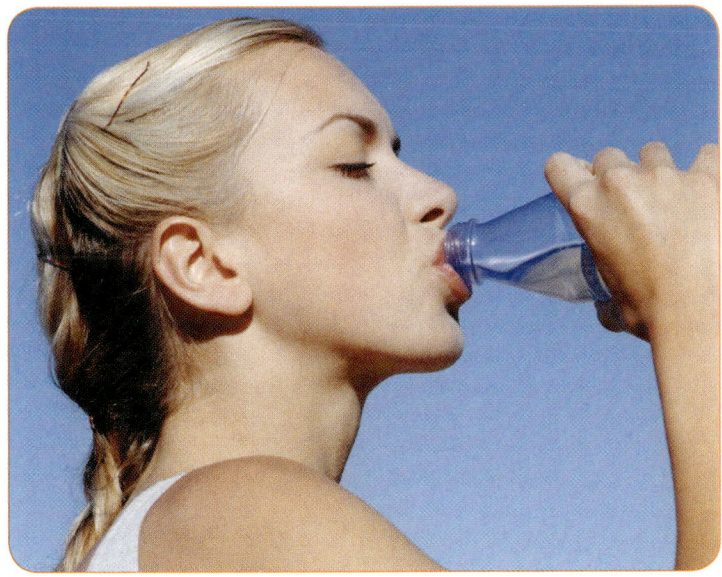

Magnesium phosphoricum in heißem Wasser gelöst (»Heiße Sieben«) ist gut bei Nierenproblemen.

ratum D6. Im akuten Fall alle 5 Minuten 1 Tablette einnehmen. Bei Mittelohreiterung nimmt man alle 5 Minuten 1 Tablette Kalium sulfuricum D6 ein. Fließt der Eiter ab, steigt man um auf Calcium sulfuricum D6. Bei einer Entzündung des äußeren Gehörgangs wird alle 10 Minuten 1 Tablette Ferrum phosphoricum D12 eingenommen.

Ohrenschmerzen

Wenn plötzlich die Ohren zu schmerzen beginnen, und man weiß noch nicht, welche Art der Erkrankung sich daraus entwickelt, nimmt man die »Heiße Sieben« (siehe Seite 40f.) ein.

Ohrgeräusche

Auch in diesem Fall ist ein Arztbesuch unerlässlich. Flankierend nimmt man Silicea D12 im Wechsel mit Natrium phosphoricum D6 ein. Dosis: 6 bis 9 Tabletten täglich.

Osteoporose

Als Begleittherapie zu einer Osteoporosebehandlung hat sich die Einnahme von Calcium fluoratum D12 im Wechsel mit Calcium phosphoricum D6 bewährt. Die tägliche Gesamtdosis sollte 12 Tabletten betragen.

Parodontose (Parodontitis)

Bei dieser Zahnerkrankung handelt es sich um eine schwere bakterielle Infektion, durch die der Zahnhalteapparat und der Knochen, in dem der Zahn steckt, abgebaut werden. Egal, welche Behandlung durchgeführt wird, diese Zerstörung kann man aufhalten, aber nicht mehr umkehren, denn der Knochen wächst nicht nach.

Die chronische bakterielle Parodontitis entwickelt sich auf Belägen, die sich vor allem zwischen den Zähnen bilden, wo wir mit der Zahnbürste nicht hinkommen.

Es gibt unterschiedliche Risikofaktoren, z. B. kann eine genetische Veranlagung bestehen. Daneben gibt es aber auch selbst verschuldete Ursachen. Raucher haben ein dreimal höheres Parodontitisrisiko als Nichtraucher. Auch das Alter spielt eine Rolle: Unter 40 bekommen nur 3 bis 5 % der Bevölkerung Parodontitis. Danach steigt das Risiko stark an. Das hängt mit der schwächeren Immunabwehr im Alter zusammen. Eine weitere Ursache ist Stress. Auch er schwächt das Abwehrsystem. Wenn zu all den Faktoren noch mangelnde Mundhygiene dazukommt, ist Parodontitis geradezu vorprogrammiert, dann haben die Bakterien leichtes Spiel. Die Folgen von Parodontitis sind neben Mundgeruch und Zahnfleischbluten vor allem Zahnausfall. In der zweiten Lebenshälfte gehen mehr Zähne durch Parodontitis verloren als durch Karies.

Als Begleittherapie zu den Maßnahmen des Zahnarztes hat sich der Einsatz der Mittel Calcium fluoratum D12 im Wechsel mit Silicea D12 und Kalium phosphoricum D6 sehr bewährt. Die Gesamtdosis sollte 6 bis 9 Tabletten pro Tag betragen.

Gut und schlecht für das Zahnfleisch

Gut

→ Sorgfältig zwischen den Zähnen putzen. Interdentalbürstchen sind dabei leichter zu handhaben als Zahnseide.

→ Speisereste nach dem Essen nicht mit Gabelzinken, Messern oder Cocktailspießchen entfernen, sondern medizinische Zahnhölzchen in der Apotheke kaufen, deren Form den Zahnzwischenräumen angepasst ist.

→ Zuckerkonsum einschränken, die gefährlichen Plaquebakterien können sich sonst besonders stark vermehren.

→ Beim Essen kräftig kauen, denn die Kauarbeit stärkt Zähne und Zahnfleisch.

Schlecht

→ Stress – er kann zu nächtlichem Knirschen führen, wodurch die Zähne zu tief ins Zahnbett gedrückt werden. Dadurch wird das Zahnfleisch überbeansprucht und entzündet sich leichter.

→ Rauchen – es kann Plaque vermehren und erhöht außerdem das Risiko für Zahnfleischentzündungen sehr stark.

→ Häufiges Zahnfleischbluten – durch die geplatzten Blutgefäße dringen vermehrt gefährliche Keime ein, die zu immer neuen Entzündungen führen können.

→ Zahnstein, der zu selten entfernt wird – er bietet ebenfalls einen gefährlichen Nährboden für Bakterien.

Polypen → **Nasenpolypen**

Prostatavergrößerung

Dieses unter älteren Männern weit verbreitete Leiden muss von einem erfahrenen Urologen behandelt werden. Mit Schüßler-Salzen kann die ärztliche Behandlung noch unterstützt werden. Dazu eignen sich abwechslungsweise Calcium fluoratum D12, Magnesium phosphoricum D6 und Natrium sulfuricum D6. Die Gesamtdosis eines Tages sollte mindestens 6 Tabletten betragen.

Pseudokrupp → **Krupp**

Psychische Probleme

Bei depressiven Stimmungen, Melancholie, Verzagtheit, seelischer Erschöpfung, Antriebsschwäche kann Kalium phosphoricum D6 helfen. Dosierung: stündlich 1 Tablette im Mund zergehen lassen.

Quetschungen

Zur Begleittherapie bei solchen oft recht schmerzhaften und langwierigen Verletzungen eignet sich Ferrum phosphoricum D12. Alle 15 Minuten sollte 1 Tablette eingenommen werden, bis die Beschwerden zurückgehen. Wenn sich eine Schwellung bildet, ist Kalium chloratum D6 das richtige Mittel. Auch hiervon nimmt man alle 15 Minuten 1 Tablette.

Nach der akuten Phase empfiehlt es sich, zur Resorption 3-mal täglich zu den Mahlzeiten 1 Tablette Silicea D12 einzunehmen.

Rheumatische Erkrankungen

Erkrankungen des rheumatischen Formenkreises sind zum Teil Autoimmunerkrankungen: Die körpereigene Abwehr wendet sich in einer überschießenden Reaktion z. B. bei Pollenallergien und Nahrungsmittelunverträglichkeiten gegen Teile des eigenen Organismus. Rheumatische Erkrankungen sind deshalb schwer zu bekämpfen. Erfolg kann neben der klassischen Rheumabehandlung der Gang zum Immunologen bringen. Man sollte einen Immunstatus machen lassen, um gezielt an der Ursache des Leidens ansetzen zu können.

Auch der Einsatz von Schüßler-Salzen setzt an der Basis der Krankheit an. Bei Gelenk- und Muskelrheuma sollte bei fieberhaften Schüben alle 15 Minuten 1 Tablette Ferrum phosphoricum D12 eingenommen werden. Wenn die Schmerzen wandern und sich nachts verschlimmern, ist Kalium sulfuricum D6 zu empfehlen. Man nimmt alle 30 Minuten 1 Tablette.

Wenn die Schmerzen sehr heftig werden, ist es Zeit, die »Heiße Sieben« zuzubereiten (siehe Seite 40f.). Zur Anwendung im chronischen Verlauf und als Nachbehandlung nach einem akuten Schub wird Calcium phosphoricum D6 empfohlen. Dosis: mindestens 6 Tabletten pro Tag.

Röteln

Diese Infektionskrankheit, die bei Kindern harmlos ist und meist viel leichter verläuft als die im Krankheitsbild ähnlichen Masern, ist gut mit Ferrum phosphoricum D12 zu behandeln. Betroffene Kinder sollten alle 15 Minuten 1 Tablette im Mund zergehen lassen.

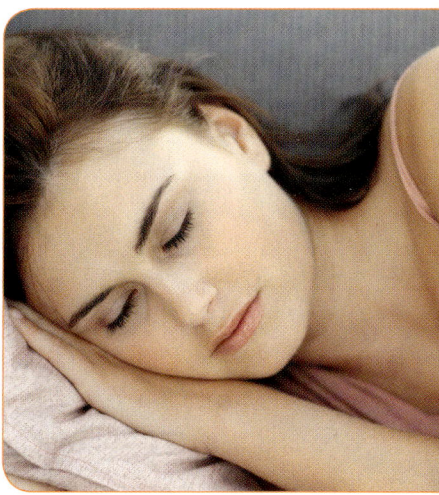

Ruhelosigkeit

Wenn beständige Unruhe das Wohlbefinden stört und

Gegen Schlaf- und Ruhelosigkeit hat sich Silicea D12 bewährt.

Nervosität einen bis zur Schlaflosigkeit peinigt, kann man es abwechselnd mit Natrium chloratum D6 und Silicea D12 versuchen. Dosierung: Insgesamt sollten 6 bis 9 Tabletten pro Tag eingenommen werden.

Schlaflosigkeit

Diese weit verbreitete Zivilisationskrankheit ist sehr häufig eine Folge von zu viel Stress, Hektik und immer neuen medialen Reizen. Wenn die Unruhe so groß ist, dass der Schlaf nicht kommen will, nimmt man in jeder der letzten 3 Stunden vor dem Schlafengehen 2 Tabletten Silicea D12 ein. Auch Kalium phosphoricum D6 6-mal bis 9-mal über den Tag verteilt eingenommen, ist eine gute Therapie. Gut bewährt hat sich auch die »Heiße Sieben« (siehe Seite 40f.). Wenn hoher Blutdruck die Ursache für Einschlafprobleme ist, empfiehlt sich die Einnahme von Ferrum phosphoricum D12 im Abstand von einer Stunde über den Tag verteilt. Dies hilft auch bei hormonell bedingten Kopfschmerzen und Unruhe in den Wechseljahren.

Schlaganfall

Eine gute Unterstützung der ärztlichen Betreuung können nach einem Schlaganfall diese Schüßler-Salze leisten: bei Patienten, die ansprechbar sind, alle 15 Minuten 1 Tablette Ferrum phosphoricum D12. Nach dem akuten Stadium zusätzlich 3-mal bis 6-mal täglich 1 Tablette Silicea D12 einnehmen. Gegen leichte Lähmungserscheinungen hilft Kalium phosphoricum D6 in der Dosierung von 6 Tabletten pro Tag.

Schleimbeutelentzündung

Schwellung, Rötung und Schmerzen im Bereich eines Gelenks sind die ersten Symptome dieser Erkrankung. Die Beweglichkeit des Gelenks wird mit fortschreitender Krankheit immer stärker eingeschränkt. Im Allgemeinen ist Schonung die beste Therapie.

Zur Unterstützung sollte man zu Beginn der Erkrankung abwechselnd alle 15 Minuten 1 Tablette Ferrum phosphoricum D12 und Kalium phosphoricum D6 einnehmen.

Wenn die akuten Beschwerden abklingen, empfiehlt sich die Einnahme von Kalium chloratum D6 mit Natrium sulfuricum D6 in einer Dosierung von insgesamt 6 Tabletten täglich über einige Wochen.

Schluckauf

Es kursieren unzählige mehr oder weniger wirkungsvolle Ratschläge gegen dieses lästige ruckartige Zusammenziehen des Zwerchfells: die Luft anhalten, zwölfmal hintereinander schlucken oder auch eiskaltes Wasser trinken. Bei den Schüßler-Salzen ist die »Heiße Sieben« (siehe Seite 40f.) hilfreich.

Schmerzen

Schmerzen können körperliche oder auch seelische Ursachen haben – in vielen Fällen wirken beide Komponenten zusammen. Bei starken Schmerzen sehnen wir uns natürlich ganz besonders nach einer raschen Linderung.
Die folgenden Schüßler-Salze eignen sich als Schmerzstiller: Bei Wetterfühligkeit hilft Silicea D12. Schmerzen bei Entzündungen lindert Ferrum phosphoricum D12. In allen akuten Schmerzfällen nimmt man im Abstand von 10 Minuten 1 Tablette ein. Wenn die Schmerzen chronisch auftreten, sollte man einige Monate lang täglich insgesamt 6 bis 9 Tabletten einnehmen. Schmerzen bei Krämpfen kann man mit einer »Heißen Sieben« (siehe Seite 40f.) bekämpfen.

Schnupfen

Sobald die ersten Anzeichen eines Schnupfens auftreten, sollte man alle 15 Minuten 1 Tablette Ferrum phosphoricum D12 langsam im Mund zergehen lassen. Noch besser wirkt die Einnahme im Wechsel mit Natrium chloratum D6. Bei krampfartigen Niesanfällen hat sich Magnesium phosphoricum D6 bewährt. Entweder alle 10 Minuten 1 Tablette einnehmen oder die »Heiße Sieben« (siehe Seite 40f.) anwenden. Wenn die Nase verstopft ist und gelblicher Schleim austritt, hilft 1 Tablette Kalium sulfuri-

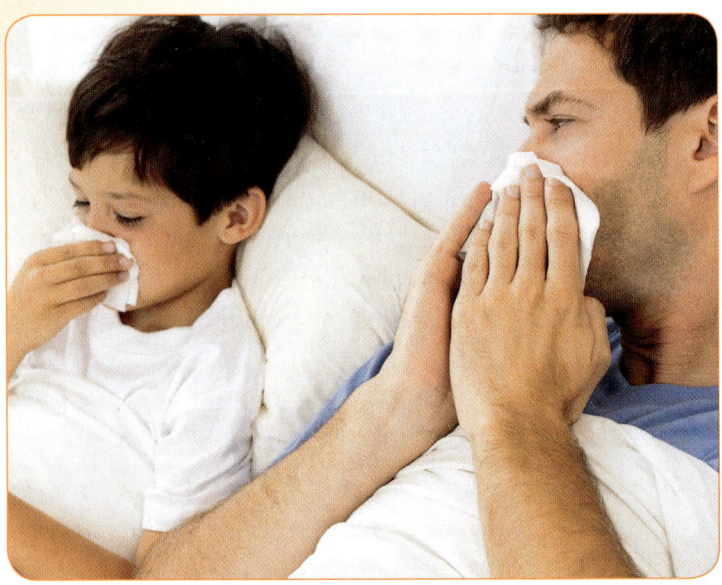

Schnupfen ist eine Viruskrankheit. Die Unterstützung des Immunsystems mit Schüßler-Salzen kann den Verlauf mildern.

cum D6, alle 30 bis 60 Minuten eingenommen. Bei chronischem Schnupfen, der die Nase wund werden lässt, hat sich die Einnahme von 6 bis 9 Tabletten Silicea D12 über den Tag verteilt bewährt.

Schwerhörigkeit

Zusätzlich zu den Maßnahmen des HNO-Arztes kann der Betroffene sich selbst mit Silicea D12 und Calcium fluoratum D12 helfen. Man sollte beide Mittel abwechselnd einnehmen und über den Tag verteilt auf eine Dosis von 6 bis 9 Tabletten kommen.

Schwindelgefühle

Dahinter können sich verschiedene Krankheiten verbergen, die nur der diagnostisch geschulte Arzt herausfinden kann. Deshalb sollte man auf jeden Fall in die Sprechstunde gehen, bevor man eigene Medikationen durchführt. Schließlich kann ein Herzproblem die Ursache sein, ein schnell abfallender Blutdruck oder auch die sogenannte Ménière-Krankheit.

In Absprache mit dem Arzt ist bei einem akuten Schwindel alle 15 Minuten 1 Tablette Silicea D12 einzunehmen, bei einem chronischen Verlauf pro Tag 6 Tabletten. Wenn der Schwindel auf einem Blutandrang zum Gehirn beruht, wird empfohlen, alle 2 Stunden 1 Tablette Ferrum phosphoricum D12 einzunehmen. Bei nervös bedingtem Schwindel sind Kalium phosphoricum D6 und Magnesium phosphoricum D6 die Mittel der Wahl. Tagesdosis: 6 bis 9 Tabletten abwechselnd einnehmen.

Seekrankheit

Auch gegen dieses Übel ist ein Salz vorhanden. Man nimmt vor Antritt der Seereise alle 1 bis 2 Stunden 1 Tablette Natrium chloratum D6 ein. Während der Schiffsfahrt sollte man die Dosis erhöhen und alle 30 Minuten 1 Tablette zu sich nehmen. Wird das Missempfinden akut, sollte die Einnahme alle 5 Minuten erfolgen.

Sehprobleme

Wer schlecht sieht, gehört natürlich in die Hand des Augenarztes. Dort erhält er jedoch vermutlich nur eine Sehhilfe, die einige, aber nicht alle Probleme mildern kann. Um die Augen und ihre Sehkraft zu stärken, ist zusätzlich die Einnahme von Silicea D12 angebracht, und zwar in der Dosierung von 3-mal täglich 2 Tabletten über Monate hinweg. Wenn die Augen beim Lesen wehtun und zum Tränen neigen, hilft Natrium chloratum D6. Man nimmt am besten 6-mal bis 9-mal täglich 1 Tablette ein.

Sehnenscheidenentzündungen

Bei Sehnenscheidenentzündungen, auch bei dem bekannten Tennisarm oder Tennisellbogen, handelt es sich um Entzündungen infolge von Überanstrengung und falscher Belastung. Ruhe ist erste Patientenpflicht. Außerdem hilft

Ferrum phosphoricum D12 abwechselnd eingenommen mit Kalium chloratum D6. Tägliche Gesamtdosis: 6 bis 9 Tabletten.

Sodbrennen → Magensäureüberschuss

Sonnenbrand

Sonnenbrand ist eine schwere Verletzung und zerstört zudem wertvolle Abwehrzellen. Wenn es einmal dazu kommen sollte, können Schüßler-Salze eine wertvolle Hilfe sein. Es sollten alle 10 Minuten abwechselnd 1 Tablette Ferrum phosphoricum D12 und 1 Tablette Natrium chloratum D6 eingenommen werden.

Stirnhöhlenkatarrh

Natürlich muss diese Krankheit vom Arzt behandelt werden. Zur Unterstützung geeignet sind die Schüßler-Salze Kalium phosphoricum D12 und im Wechsel dazu Silicea D12. Im akuten Fall sollte alle 15 Minuten jeweils 1 Tablette eingenommen werden. Wenn die Beschwerden abklingen, genügen je 3 Tabletten pro Tag.

Stuhlverstopfung

Eine echte Verstopfung diagnostizieren Ärzte im Allgemeinen erst dann, wenn mindestens drei Tage jeglicher Stuhlgang ausgeblieben ist. Die Gründe dafür ergeben sich aus der Funktion unseres Dickdarms: Er nimmt die Rückstände der verdauten Nahrung aus dem Dünndarm auf. Sie sind zu diesem Zeitpunkt noch flüssig. Durch Muskelbewegungen (Peristaltik) werden sie in Richtung Ausgang, also zum Mastdarm (Rektum), transportiert. Dabei entziehen die Dickdarmwände dem Darminhalt Feuchtigkeit. Je länger der Transport dauert, umso trockener wird der Stuhl und umso stärker wird er gepresst. Die Stuhlmengen (bei Mischkost täglich rund 100 bis 300 Gramm) nehmen an Volumen ab, der Kot wird hart, zum Teil klebrig, und er lässt sich schließlich nur noch mit einem gewissen Kraftaufwand ausscheiden. Dagegen geht Stuhl, der den Darm zügig passiert hat, mühelos ab.

Mit Schüßler-Salzen sind gute Erfolge zu erzielen, wenn gleichzeitig die Ernährung insgesamt ballaststoffreich zusammengesetzt ist und die Bewegung nicht vergessen

Dreitagekur für den Darm

Gegen einen trägen Darm hilft die folgende Kur:

→ 1. Tag: abwechselnd Calcium phosphoricum D6 und Natrium phosphoricum D6 über den Tag verteilt in der Dosis von 9 Tabletten

→ 2. Tag: Ferrum phosphoricum D12 im Wechsel mit Magnesium phosphoricum D6 in der Dosierung wie für Tag 1 beschrieben

→ 3. Tag: Wiederholung der Einnahme von Tag 1

wird. Bei schlaffem Darm, auch bei Hämorrhoiden, hat sich Calcium fluoratum D12 sehr gut bewährt. Man nimmt stündlich 1 Tablette ein, um die Verdauung auf sanfte Weise anzuregen und den Darm zu stärken. Sollten zur Darmträgheit noch Hitze im Mastdarm und Kreuzschmerzen hinzukommen, empfiehlt sich die Einnahme von stündlich 1 Tablette Ferrum phosphoricum D12. Von einer Verstopfung spricht man im medizinischen Sinn dann, wenn der Stuhlgang über längere Zeit seltener als dreimal pro Woche möglich ist.

Bei starkem Völlegefühl hat sich Kalium sulfuricum D6 bewährt. Man nimmt stündlich 1 Tablette. Ist die Stuhlverstopfung mit Blähungen verbunden, hilft die »Heiße Sieben« (siehe Seite 40f.).

Wenn ältere Menschen Probleme mit dem Stuhlgang haben, sollte Calcium phosphoricum D6 eingenommen werden, das auch gegen die allgemeine Schwäche des Alters gut wirkt. Auch von diesem Mittel wird stündlich 1 Tablette eingenommen.

Manche Patienten mit Stuhlverstopfung haben zwar Stuhldrang, es kommt aber nicht zur Stuhlentleerung. Hier hilft Silicea D12. Stündlich 1 Tablette ist die normale Dosis. Ist die Stuhlverstopfung durch Übersäuerung bestimmt, helfen Ferrum phosphoricum D12, Natrium phosphoricum D6 und Natrium sulfuricum D6. Man wechselt die Salze täglich und nimmt pro Mittel auf den Tag verteilt 6 bis 9 Tabletten ein.

Übergewicht

Zur Unterstützung bei der Gewichtsabnahme haben sich vor allem bewährt: Kalium phosphoricum D6, Natrium phosphoricum D6, Natrium sulfuricum D6. Wie Schüßler-Salze bei der Gewichtsreduzierung helfen, erfahren Sie ausführlich im neuen Buch des Autors: »Typgerecht abnehmen mit Schüßler-Salzen – einzigartig kombiniert mit der chinesischen 5-Elemente-Ernährung«, das ebenfalls im Südwest Verlag erschienen ist. Es enthält genaue Dosierungen der Schüßler-Salze für jeden einzelnen Typ und darauf abgestimmt zahlreiche Rezeptideen, die den Ernährungstypen aus der traditionellen chinesischen Medizin entsprechen. Der Münchner Immunologe und Arzt für Naturheilverfahren, Dr. med. Peter Schleicher, sagt über dieses Buch: »Schüßler und TCM: Diese Kombination ist genial!«

Unruhe in den Gliedmaßen

Viele werden davon geplagt: Ausgerechnet vor dem Einschlafen verspüren sie plötzlich einen kaum zu zähmenden Bewegungsdrang und Unruhe in Händen und Füßen. An Schlaf ist dann nicht mehr zu denken. Hier hilft die »Heiße Sieben« (siehe Seite 40f.).

Unterschenkelgeschwür (offenes Bein)

Dieses schmerzhafte und nur schlecht abheilende Geschwür tritt am Unterschenkel auf. Es ist meist die

Folge von Krampfadern oder Durchblutungsstörungen, durch die das Gewebe schlecht mit Sauerstoff versorgt wird. Kleine Verletzungen heilen nur schlecht und weiten sich dann zu den oft tief ins Gewebe reichenden Geschwüren aus. Von den Schüßler-Salzen sind vor allem Calcium fluoratum D12 und Natrium sulfuricum D6 dazu geeignet, dieses Leiden einzudämmen. Man nimmt die Tabletten abwechselnd ein, jede Stunde 1 Tablette. Sollte Eiterbildung auftreten, ist zusätzlich Silicea D12 einzunehmen, 6-mal täglich 1 Tablette.

Venenentzündung

Entzündliche Venenerkrankungen treten zu über 90 % im Bereich von Becken und Beinen auf. Typisches Symptom ist ein sehr druckempfindlicher, schmerzender, harter Venenstrang am Bein. Das Bein selbst ist nicht geschwollen. Die über der harten Stelle liegende Haut ist heiß und gerötet. Sie müssen unbedingt bald zum Arzt gehen, denn es besteht Thrombosegefahr! Sie können mit Schüßler-Salzen sofort eine Begleittherapie beginnen, und zwar indem Sie von Anfang an alle 15 Minuten 1 Tablette Ferrum phosphoricum D12 (Entzündungshemmer) einnehmen. Dazu sollten Sie alle 1 bis 2 Stunden 1 Tablette Calcium fluoratum D12 im Mund zergehen lassen. Sie wirkt gegen die Erweiterung der Venen. Um die Thrombosegefahr zu vermindern, nehmen Sie außerdem 6-mal täglich 1 Tablette Kalium chloratum D6 ein.

Verbrennungen

Schwere und Größe einer Verbrennung sind für die Mittelwahl entscheidend: Solange sich keine Blasen bilden, nimmt man alle 5 Minuten 1 Tablette Ferrum phosphoricum D12. Wenn Blasen dazukommen, sollte abwechselnd alle 5 Minuten 1 Tablette Ferrum phosphoricum D12 und 1 Tablette Natrium chloratum D6 eingenommen werden. Bei eitrigen Brandwunden ist pro Stunde 1 Tablette Silicea D12 zu empfehlen.

Vergesslichkeit

Man kann mit Schüßler-Salzen diesem vor allem im Alter zunehmenden Leiden entgegenwirken. Die Behandlung erstreckt sich über einen langen Zeitraum. Empfehlenswert ist es, abwechselnd Calcium phosphoricum D6 und Kalium phosphoricum D6 einzunehmen. Die empfohlene Tagesdosis beträgt 6 bis 9 Tabletten, der Wechsel sollte wöchentlich erfolgen.

Verletzungen

Hiermit sind vor allem Verstauchungen, Schnittwunden und Blutergüsse gemeint. Sehr bewährt hat es sich, von Anfang an bei allen frischen Verletzungen konsequent alle 5 bis 15 Minuten 1 Tablette Ferrum phosphoricum D12 einzunehmen. Wenn es sich um verunreinigte Wunden handelt, sollte man mit Kalium phosphoricum D6 abwechseln und alle 5 Minuten 1 Tablette einnehmen. Bei Eiter-

Bewegung hilft nicht nur gegen Übergewicht, sondern schützt auch vor Venenerkrankungen. Schüßler-Salze unterstützen die Venengesundheit.

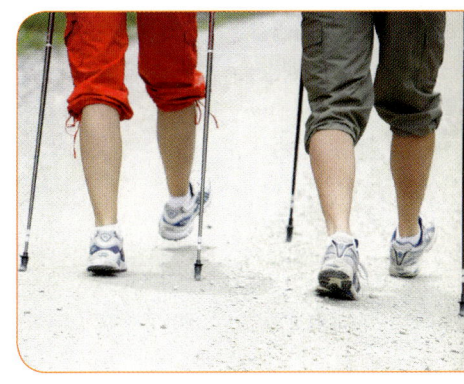

bildung ist Silicea D12 das richtige Mittel. Auch hiervon alle 5 Minuten 1 Tablette einnehmen. Wenn es zu Schwellungen kommt, nimmt man alle 30 bis 60 Minuten 1 Tablette Kalium chloratum D6 ein.

Im Fall einer Verstauchung oder Verrenkung empfiehlt es sich, abwechselnd alle 10 Minuten 1 Tablette Ferrum phosphoricum D12 und 1 Tablette Kalium chloratum D6 einzunehmen.

Wadenkrampf

Diesem schmerzhaften Krampf rückt man effektiv mit der »Heißen Sieben« zu Leibe: 10 Tabletten Magnesium phosphoricum D6 in 1/2 Glas heißem Wasser auflösen und zügig austrinken.

Warzen

Es gibt eine große Fülle von Warzen. Sie werden durch Viren hervorgerufen und können sehr schmerzhaft sein. Bewährt hat es sich, morgens, mittags und abends je

2 Tabletten von Natrium sulfuricum D6, Calcium fluoratum D12 und Kalium chloratum D6 einzunehmen.

Wechseljahrebeschwerden

Mit dem Abnehmen der Östrogenausschüttung im weiblichen Organismus kommt es bei Frauen etwa ab dem 50. Lebensjahr zu einer ganzen Reihe von körperlichen und psychischen Beschwerden. Dazu zählen Hitzewallungen, Osteoporose, Erschlaffung der Haut, Scheidentrockenheit, Leistungsabfall, Kopfschmerzen, Depressionen, Harninkontinenz, Nervosität, Schlafstörungen, Gelenk- und Muskelschmerzen. Zur Besserung dieser Beschwerden wird Magnesium phosphoricum D6 empfohlen, und zwar in der Dosierung von 3-mal täglich 2 Tabletten, die man in heißem Wasser aufgelöst zu sich nimmt.

Um die unangenehmen Hitzewallungen einzudämmen, ist folgendes Einnahmeschema zu empfehlen: Montag: Ferrum phosphoricum D12; Dienstag: Magnesium phosphoricum D6; Mittwoch: Kalium chloratum D6; Donnerstag: Magnesium phosphoricum D6; Freitag: Ferrum phosphoricum D12; Samstag: Magnesium phosphoricum D6; Sonntag: Kalium chloratum D6.

Wundsein bei Kleinkindern

Bei Verdauungsstörungen oder großer Überempfindlichkeit gegenüber bestimmten Nahrungsmitteln, bei einer sehr nässeempfindlichen Haut oder auch durch Wasch-

und Pflegemittel und Allergien können oft schwer abheilende Wundstellen entstehen. Dagegen gibt man vor jeder Mahlzeit je 1 Tablette Natrium phosphoricum D6 und Natrium chloratum D6.

Zahnerkrankungen

Zahnschmerzen müssen nicht immer durch Karies ausgelöst sein, auch Stress kann sie verursachen. Je nach Auslöser werden sie mit unterschiedlichen Schüßler-Salzen therapiert. Bei Schmerzen, die nach einer Erkältung auftreten, sollte man alle 15 Minuten 1 Tablette Ferrum phosphoricum D12 einnehmen. Wenn der Zahnschmerz sich abends steigert, kann eine Vereiterung seine Ursache sein. Silicea D12 ist das richtige Mittel dagegen: alle 15 Minuten 1 Tablette im Mund zergehen lassen. Bei stressbedingten Zahnschmerzen nimmt man je 3 Tabletten Kalium phosphoricum D6 und Magnesium phosphoricum D6 und löst sie in 1/2 Glas heißem Wasser auf. Diese Lösung alle 30 Minuten in kleinen Schlucken einnehmen. Wenn die Backe geschwollen ist, sollte abwechselnd alle 15 Minuten 1 Tablette Kalium chloratum D6 und 1 Tablette Silicea D12 eingenommen werden.

Zahnschmerzen, die sich durch Wärme bessern, behandelt man mit der Einnahme von 1 Tablette Magnesium phosphoricum D6 alle 15 Minuten. Wird es bei Kälte besser, was auf eine Entzündung hindeutet, ist Ferrum phosphoricum D12 das richtige Mittel. Auch hier wird alle

15 Minuten 1 Tablette eingenommen. Zahnweh, das mit Ohrenschmerzen verbunden ist, sollte mit Silicea D12, Kalium chloratum D6 und Natrium chloratum D6 behandelt werden. Dosierung: abwechselnd alle 10 Minuten je 1 Tablette einnehmen.

Gegen Zahnfleischbluten nehmen Sie 6-mal pro Tag 1 Tablette Ferrum phosphoricum D12. Bei einer Zahnfleischentzündung ist die abwechselnde Einnahme von täglich je 2 Tabletten Ferrum phosphoricum D12, Kalium chloratum D6 und Silicea D12 anzuraten.

Zahnen bei Kindern

Wenn zwischen dem vierten und achten Lebensmonat die ersten Milchzähne durchbrechen, beginnt für Kinder und Eltern meist eine ziemliche Leidenszeit. Viele Kinder sind in dieser Zeit gereizt und schlafen schlecht. Oft fällt in diese Phase die Umgewöhnung von Muttermilch auf Folgenahrung, was weitere Probleme machen kann. Das Kind weint viel, sein Zahnfleisch rötet sich und schwillt an. Auffallend ist der starke Speichelfluss. Oft kommen auch noch Durchfälle und Fieber dazu. Zur Förderung des Zahndurchbruchs sollte man den Kleinen abwechselnd Calcium phosphoricum D12 und Calcium fluoratum D12 geben. Die Gesamtdosis kann 4 bis 6 Tabletten pro Tag umfassen. Wenn das Kind Fieber bekommt, ist Ferrum phosphoricum D12 das richtige Schüßler-Mittel. Man gibt pro Tag 6-mal 1 Tablette.

Register

Über dieses Buch/Impressum

Über den Autor

Hans Wagner hat biologische Landwirtschaft studiert, eine journalistische Ausbildung absolviert und war Ressortchef bei großen deutschen Blättern. Seit 20 Jahren schreibt er über medizinische Themen. Mehr von Hans Wagner finden Sie in seinem Gesundheitsmagazin MEDIZIN-WELT unter www.medizin-welt.info. Sein Schwerpunkt ist die Wiederentdeckung traditioneller Heilmethoden und bewährter Hausmittel.

Literaturhinweise

Harnisch, Dr. G.: *Die Dr. Schüßler-Mineraltherapie.* Turm Verlag. Bietigheim 1997
Jaedicke, Dr. H.G.: *Dr. Schüßlers Biochemie.* Weg zur Gesundheit Verlag GmbH. Dormagen 1998
Kirchmann, Dr. K.: *Biochemie-Lexikon.* Kirchmann-Verlag. Hamburg 1995
Wagner, Hans: *Hausapotheke heilende Öle.* Ludwig Verlag 1998
Wagner, Hans: *Heilmittel der Natur – Kirschkernsäckchen & Co.* Südwest Verlag. 4. Auflage, München 2000
Wagner, Hans: *Sanfte Hilfe durch Wickel & Umschläge.* Südwest Verlag. 2. Auflage, München 1999
Wagner, Hans: *Typgerecht abnehmen mit Schüßler-Salzen – einzigartig kombiniert mit der chinesischen 5-Elemente-Ernährung.* Südwest Verlag. München 2007

Bildnachweis

A1PIX Ltd., Taufkirchen: 38 (Phanie); F1 Online, Frankfurt: 22 (Emotive); Getty Images, München: U1 (Stone/RPM Pictures), 32, 44 (Photonica/Lisa Spindler Photography Inc); Jump Fotoagentur, Hamburg: 107 (Forster & Martin); Royalty Free: 55 (Zefa/Image Source), 68 (creativ collection/ccvision), 82, 98 (Fancy), 89 (Photo Alto), 95 (Stockdisc); Südwest Verlag, München: 3, 4, 10 (Irmin Eitel), 7 (Matthias Tunger), 48 (Nicolas Olonetzky), 65 (Christian Weiß); Vario Images, Bonn: 19 (Chromorange)

Hinweis

Die Ratschläge/Informationen in diesem Buch sind von Autor und Verlag sorgfältig erwogen und geprüft, dennoch kann eine Garantie nicht übernommen werden. Eine Haftung des Autors bzw. des Verlags und seiner Beauftragten für Personen-, Sach- und Vermögensschäden ist ausgeschlossen.

Impressum

© 2008 by Südwest Verlag, einem Unternehmen der Verlagsgruppe Random House GmbH, 81637 München.

Die Verwertung der Texte und Bilder, auch auszugsweise, ist ohne Zustimmung des Verlags urheberrechtswidrig und strafbar. Dies gilt auch für Vervielfältigungen, Übersetzungen, Mikroverfilmung und für die Verarbeitung mit elektronischen Systemen.

Projektleitung Sabine Gnan
Gesamtproducing
v|Büro – Jan-Dirk Hansen, München
Layout Christian Weiß, München
Redaktion Text & Form,
Nicola von Otto, München
Bildredaktion Annette Mayer
Korrektorat Susanne Langer
Umschlaggestaltung und Konzeption
R. M. E. Eschlbeck / Kreuzer / Botzenhardt
Druck und Verarbeitung
Těšínská Tiskárna, a.s, Český Těšín

Printed in Czech Republic

Gedruckt auf chlor- und säurearmem Papier

ISBN 978-3-517-08410-7

9817 2635 4453 6271